上 海 市 老 年 教 育 普 及 教 材

上海市学习型社会建设与终身教育促进委员会办公室

老年人急救护理

复旦大学 出版社

本书编写组

主　编　程　云
编　者　程　云（复旦大学附属华东医院）
　　　　孙　敏（上海市静安老年医院）
　　　　李春玲（复旦大学附属华东医院）
　　　　张红霞（复旦大学附属华东医院）

丛书策划

朱岳桢　　杜道灿

　　根据上海市老年教育"十二五规划"提出的实施"个、十、百、千、万"发展计划中"编写100本老年教育教材，丰富老年学习资源，建设一批适合老年学习者需求的教材和课程"的要求，在上海市学习型社会建设与终身教育促进委员会办公室、上海市老年教育工作小组办公室和上海市教委终身教育处的指导下，由上海市老年教育教材研发中心会同有关老年教育单位和专家共同研发的"上海市老年教育普及教材"，共100本正式出版了。

　　此次出版"上海市老年教育普及教材"的宗旨是编写一批能体现上海水平的、具有一定规范性、示范性的老年教材；建设一批可供老年学校选用的教学资源；完成一批满足老年人不同层次需求的、适合老年人学习的、为老年人服务的快乐学习读本。

　　"上海市老年教育普及教材"的定位主要是面向街（镇）及以下老年学校，适当兼顾市、区老年大学的教学需求，力求普及与提高相结合，以普及为主；通用性与专门化相兼顾，以通用性为主。编写市级普及教材主要用于改善街（镇）、居（村）委老年学校缺少适宜教材的实际状况。

　　"上海市老年教育普及教材"在内容和体例上尽力根据老年

人学习的特点进行编排，在知识内容融炼的前提下，强调基础、实用、前沿；语言简明扼要、通俗易懂，使老年学员看得懂、学得会、用得上。教材分为3个大类：做身心健康的老年人；做幸福和谐的老年人；做时尚能干的老年人。每个大类包含若干教材系列，如"老年人万一系列"、"中医与养生系列"、"孙辈亲子系列"、"老年人心灵手巧系列"、"老年人玩转信息技术系列"等。

"上海市老年教育普及教材"在表现形式上，充分利用现代信息技术和多媒体教学手段，倡导多元化教与学的方式，创新"纸质书、电子书、计算机网上课堂和无线终端移动课堂"四位一体的老年教育资源。在已经开通的"上海老年教育"App上，老年人可以免费下载所有教材的电子版，免费浏览所有多媒体课件；上海老年教育官方微信公众号"指尖上的老年学习"也已正式运营，并将在2015年年底推出"老年微学课堂"。届时，我们的老年朋友可以在微信上"看书"、"听书"、"学课件"。

"上海市老年教育普及教材"编写工作还处于起步阶段，希望各级老年学校、老年学员和广大读者提出宝贵意见。

上海市老年教育普及教材编写委员会

2015年6月

编者的话

　　当今社会随处可见白发苍苍的老年人，我国已经进入高度老龄化社会。据统计，我国60岁以上的老人已经达2.02亿，占人口比例的14.8%。其中，80岁以上高龄老年人口达2 300万，失能、半失能老年人口达3 750万。慢性病和年龄增长带来的机体功能减退、反应能力下降导致老年人对疾病的自我管理、慢性病急性发作、意外事件和突发伤病无法辨别和应对无能。

　　本书以通俗易懂的语言详细阐述了老年人常见疾病、常见急危重症、急性中毒、突发伤病和意外伤害的急救护理方法。

目 录

1

常见疾病的急救护理

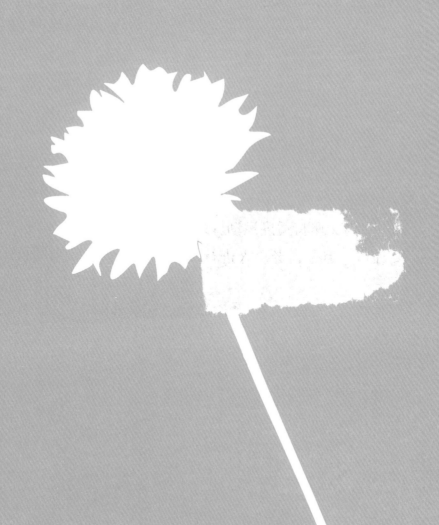

1.1 高血压

1.1.1 何谓高血压

　　高血压是指在未服用抗高血压药的情况下，收缩压≥140毫米汞柱和（或）舒张压≥90毫米汞柱。

1.1.2 应如何早期预防高血压

　　（1）经常测量血压是预防高血压病的重要举措。高血压病常隐匿于青少年和有家族史的人群中。

　　（2）控制肥胖，肥胖是高血压的一个重要发病因素。

　　（3）控制血脂升高。必须少吃动物类和动物性脂肪食品及含胆固醇高的食品，因为高血脂容易引起动脉粥样硬化，使血管壁变窄、血流不畅，引发各种心脑血管疾病。

　　（4）禁止吸烟。吸烟和酗酒都是引发心脑血管疾病的危险因素。

　　（5）每天坚持适度运动。运动是预防疾病和保持身体健康的重要环节。但是，老年人进行体育锻炼的运动量要适度，贵在坚持。

　　（6）注重心理卫生。多参加社会活动，培养广泛的兴趣和爱好，保持乐观的心态和情绪。

1.1.3 导致高血压的危险因素有哪些

　　（1）高钠、低钾膳食。

　　（2）超重和肥胖。

　　（3）吸烟、饮酒。

（3）精神紧张。

（4）其他危险因素：年龄、高血压家族史、缺乏体力活动等。

1.1.4　如何通过改善生活方式来控制血压

（1）减少钠盐摄入：①尽可能减少烹调用盐，建议使用可定量的盐勺。②减少味精、酱油等含钠盐的调味品用量。③少食或不食含钠盐量较高的各类加工食品，如咸菜、火腿、香肠及各类炒货。④增加蔬菜和水果的摄入量。⑤肾功能良好者，使用含钾的烹调用盐。

（2）控制体重：最有效的减重措施是控制能量摄入和增加体力活动。在饮食方面要遵循平衡膳食的原则，控制高热量食物（高脂肪食物、含糖饮料及酒类等）的摄入，适当控制主食（碳水化合物）用量。

（3）不吸烟：吸烟是一种不健康行为，是心血管病和癌症的主要危险因素之一。

（4）限制饮酒：长期大量饮酒可导致血压升高，限制饮酒量则可显著降低高血压的发病风险。

（5）体育运动：定期进行体育锻炼能产生重要的治疗作用，可降低血压、改善糖代谢等。因此，建议每天应进行适当的体力活动（每天30分钟左右）；而每周则应有3次以上有氧体育锻炼，如步行、慢跑、骑车、游泳、做健美操、跳舞和非比赛性划船等。

典型的体力活动计划包括3个阶段：①5~10分钟的轻度热身活动。②20~30分钟的耐力活动或有氧运动。③约5分钟的放松阶段，逐渐减少用力，使心脑血管系统的反应和身体产热功能逐渐稳定下来。

（6）减轻精神压力，保持心理平衡。

1.1.5　高血压危象有哪些症状

血压显著增高，收缩压升高可达200毫米汞柱以上，严重时舒张压也显著增高，可达117毫米汞柱以上。可有发热感、多汗、口干、寒战、手足震颤、心悸等。靶器官急性损害的表现：视力模糊或视力丧失，眼底检查可见视网膜出血、渗出、视盘水肿；胸闷、心绞痛、心悸、气急、咳嗽，甚至咳泡沫痰；尿频、尿少，血浆肌酐和尿素氮增高；一过性感觉障碍、偏瘫、失语，严重者烦躁不安或嗜睡；有恶心、呕吐；心脏增大，可出现急性左心衰竭。

1.1.6　发生高血压急症时该如何处理

（1）安慰患者保持镇静，保持周围环境安静和尽量避光。

（2）让患者取半卧位，可舌下含服硝苯地平1片，如果患者烦躁不安，可另加地西泮，必要时吸氧。

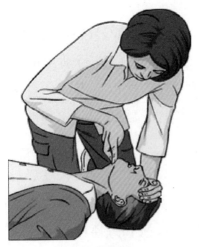

仰头举颏法

（3）对已昏迷患者应注意保持其呼吸道畅通。患者取平卧位，用"仰头举颏法"使患者的气道打开。

（4）应迅速送患者入院治疗。途中力求行车平稳、避免颠簸，并不断观察患者的血压、脉搏、呼吸和神智变化。

4

1.2 低血压

1.2.1 何谓低血压

低血压是指体循环动脉压力低于正常的状态。由于高血压在临床上常常引起心、脑、肾等重要脏器的损害而备受重视，世界卫生组织也对高血压的诊断标准有明确规定，但低血压的诊断尚无统一标准。一般认为成年人上肢动脉血压低于12/8千帕（90/60毫米汞柱）即为低血压。根据病因可分为生理性低血压和病理性低血压，根据起病形式可分为急性低血压和慢性低血压。

1.2.2 低血压的症状有哪些

血压低的患者常会觉得头昏、四肢无力，整天都觉得很疲倦，记忆力减退，眼冒金星，头痛，胸闷、心悸，中老年人甚至可因此而发生缺血性脑卒中或心肌梗死。有些患者当他蹲下去再站起来，会眼前发黑、脸色苍白，冒冷汗，甚至昏倒，这叫做直立性低血压，主要是因为突然站立导致血压迅速下降。这种情况常发生于长期虚弱的患者或老年人，也可能发生在一些服用降血压或利尿剂等西药的患者身上。如果是因为某些药物造成的不良反应，应该停药，或是与原来开药的医师讨论，如何避免低血压的再度发生。

1.2.3 何谓体位性低血压

体位性低血压分为突发性和继发性两种。突发性多因自主神经功能紊乱，引起直立性小动脉收缩功能失调所致。主要表现是突然变为直立体位时血压偏低，还可伴有站立不稳、视力模糊、头晕目眩、软弱无力、大小便失禁等，严重时会发生晕厥。继发性多见于脊髓疾病，急性传染病或严重感染（如大叶性肺炎），内分泌紊乱，慢性营养不良或使用降压药、镇静药之后。

1.2.4 如何预防体位性低血压的发生

为预防发生体位性低血压，长期卧床的患者和患有高血压的老年人，在站立时动作应缓慢，在站立前先做准备动作，即做些轻微的四肢活动，也有助于促进静脉血向心脏回流、升高血压，做好体位转换的过渡动作，即卧位到坐位，坐位到站立位，从而避免体位性低血压的发生。

1.2.5 低血压的注意事项有哪些

无论是哪一种低血压患者，都可以适当多吃些咸一点的食品，因为盐能使血压上升。每天多喝水、多运动能增加血容量，还可吃些桂圆肉、大枣、红小豆等，不但能增加营养，还有利于纠正低血压。

（1）晚上睡觉将头部垫高，可减轻低血压症状。

（2）锻炼身体、增强体质。平时养成运动的习惯，均衡的饮食，培养开朗的个性，保证充足的睡眠，规律正常的生活。

（3）早上起床时，应缓慢地改变体位，防止血压突然下降。起立时不能突然，要转身缓缓而起，肢体屈伸动作不要过猛、过快，例如提起、举起重物或排便后起立动作都要慢些。洗澡水温度不宜过热或过冷，因为过热可使血管扩张而降低血压，过冷会刺激血管而增高血压。常淋浴以加速血液循环，或以冷水、温水交替洗足。对有下肢血管曲张的老人尤宜穿用有弹性的袜子、紧身裤或绷带，以加强静脉回流。体格瘦小者应每天多喝水，以便增加血容量。

（4）不要在闷热或缺氧的环境中站立过久，以减少发病。低血压患者轻者如无任何症状，无需药物治疗。重者伴有明显症状，必须给予积极治疗，改善症状，提高生活质量，防止发生严重危害。

1.2.6　老人需注意的危险时刻及如何预防

（1）清晨6~10点：是脑卒中发生的高危时刻。由于晨起时体内缺乏水分，导致血液浓缩、黏稠度增强，再加上脉搏、心律减慢，很容易形成血栓。老人清晨起床后，应适当喝水，改善血液循环，早餐少吃油腻和过咸的食品。一天中，发生急性心肌梗死事件最多的时间也是上午6~10点。世界卫生组织也报告，28%的心肌梗死发生在这段时间。

（2）中午2~3点：午睡清醒后是急性心肌梗死发作的高危时间。睡觉时血压最低，起床时血管收缩、血压发生变化、耗氧增加。对于老年人，起床前要有3个半分钟，即醒了躺半分钟；坐在床上等半分钟；在床沿坐半分钟。

（3）洗澡后：浴缸大小、室温和水温都会带来血压波动，浴缸小而深，水对心脏的压力就大，血压会上升。洗澡水保持在42℃最好，太热引起患脑出血。老年人沐浴后还要注意保暖，以防冷空气刺激皮肤，导致血管收缩，引起血压上升。

（4）餐后1~2小时：饮食会造成血压和血糖的波动，尤其是有心血管疾病的老人，血压下降幅度比年轻人大，从而导致血流减慢、血管瘀血，诱发血栓形成。老年人进餐要适可而止，晚餐不宜过饱，以免脑部疾病、心脏疾病等找"麻烦"。

（5）上厕所时：用力屏气排便时，腹壁肌和膈肌强烈收缩，使腹压增高，动脉血压和心肌耗氧量也因而增加。血压骤升可导致脑出血，心肌耗氧量的增加可诱发心绞痛、心肌梗死及严重的心律失常，两者都可能造成猝死。

1.3 糖尿病

1.3.1 糖尿病的典型症状有哪些

糖尿病的典型症状就是日常生活中所说的"三多一少"症状，即多尿、多饮、多食和消瘦。

1.3.2 糖尿病可并发哪些疾病

（1）糖尿病的急性并发症包括：糖尿病酮症酸中毒、高渗性非酮症糖尿病昏迷、低血糖昏迷。

（2）糖尿病的慢性并发症：

1）感染：常见的有泌尿道感染、呼吸道感染、皮肤感染等。

2）糖尿病肾病：也称糖尿病肾小球硬化症，是糖尿病常见而难治的微血管并发症。

3）心脏病变：常见的有心脏扩大、心力衰竭、心律失常、心绞痛、心肌梗死等。

4）神经病变：临床表现为四肢自发性疼痛、麻木感、感觉减退。个别患者出现局部肌无力、肌萎缩。自主神经功能紊乱则表现为腹泻、便秘、尿潴留、阳痿等。

5）眼部病变：常见的病变有虹膜炎、青光眼、白内障等。

6）糖尿病足：糖尿病患者因末梢神经病变、下肢供血不足及细菌感染引起足部疼痛、溃疡、肢端坏疽等病变，统称为糖尿病足。

1.3.3 糖尿病患者眼部病变的注意事项

糖尿病患者若出现视物模糊，应减少活动，并保持大便通畅，以免用力排便导致视网膜剥离。当患者视力下降时，应注意加强日常生活的协助和安全护理，以防发生意外。有糖尿病视网膜病变者，特别是眼底出血的患者，必须禁止过劳、长时间看电视和看书，也不宜做剧烈运动及潜水等活动。

1.3.4 糖尿病患者出现神经病变时的注意事项

有剧烈疼痛者，除应用止痛剂外，还可进行局部按摩及理疗，以改善血液循环、保护皮肤。一旦发生烫伤及溃疡，应按时换药，注意无菌操作，防止发生感染。有膀胱功能障碍者，除用药物及针灸治疗外，应帮助患者按压下腹部，使膀胱残余尿尽量排出，必要时应住院留置导尿管。

1.3.5 糖尿病患者发生肾病变时应注意什么

（1）饮食指导：根据患者的具体情况、体重、病情计算出每日所需热量及碳水化合物、蛋白质、脂肪的比例，并按要求提供食物，鼓励患者按时、按量进餐。控制植物蛋白的摄入，每日膳食中含钠3~4克，少尿时应控制钾的摄入，保证全面营养。早期发现微蛋白尿，定期检测尿常规及尿蛋白量。经证实，减少尿蛋白可有效延缓肾功能的损伤。要重视测量微蛋白尿的准确性，要尽量减少尿标本在收集过程中的人为干扰因素。

（2）控制血压：密切注意观察血压的动态变化。控制高血压不仅可以减少蛋白尿，而且可以延迟肾衰竭末期的到来。

1.3.6　糖尿病合并心脏病变的患者有哪些注意事项

（1）避免情绪波动，保持健康的心理状态，可以避免血压、血糖的波动。

（2）保证充足的睡眠。入睡前用温水泡脚，喝一杯热牛奶。每日早晚坚持梳头各10分钟，可以疏通血脉，刺激头皮末梢神经和毛细血管，促进血液循环，防止血栓、脑卒中的发生。

（3）饮食指导：应给予低盐、低脂、糖尿病饮食，限制脂肪和胆固醇的摄入量，适当增加维生素和矿物质的摄入量。在血糖控制良好的情况下，可在两餐之间吃少量水果，因部分水果有降压、调脂的作用。每日要适量饮水，有调节血液黏稠的作用，还可促进大便通畅。

（4）遵医嘱用药。切忌擅自停药、减药或更换药物，否则会造成高血糖"卷土重来"，使病情恶化。

（5）叮嘱患者起床或更换体位时动作要缓慢，以免引起体位性低血压，应注意观察血压、心率的变化。

1.4　甲状腺功能亢进

1.4.1　甲状腺功能亢进的体征有哪些

（1）局部体征：①甲状腺有无弥漫性、对称性肿大；肿块大小、质地、有无触痛、肿块与甲状腺功能亢进症状轻重的关系；

甲状腺有无震颤或血管杂音等。②有无突眼征。

（2）全身症状：①高代谢综合征：基础代谢率增高，怕热、多汗、皮肤温暖而湿润。②神经系统症状：神经过敏、易激动、烦躁多虑、多言多动、注意力分散和双手平伸时手指细颤。③心血管系统症状：心律失常、脉压增大、心动过速且在休息和睡眠时心率仍然加快等。④消化系统症状：食欲亢进、消瘦和腹泻等。⑤其他：肌无力、肌萎缩，甚至甲状腺功能亢进性肌病等；女性患者月经减少、闭经，甚至不孕；男性患者阳痿、乳房发育和生育能力下降等。

1.4.2　甲状腺功能亢进是什么原因引起的

甲状腺功能亢进的诱发与自身免疫、遗传和环境等因素有密切关系。其中以自身免疫因素最为重要，可能和发热、睡眠不足、精神压力大等因素有关。

1.4.3　老年甲状腺功能亢进患者的饮食需注意些什么

（1）少食多餐，不能暴饮暴食，忌辛辣、烟、酒。

（2）甲状腺功能亢进患者需补充充足的水分，每天饮水2 500毫升左右，忌咖啡、浓茶等兴奋性饮料。

（3）适当控制高纤维素食物，尤其腹泻时要减少富含纤维素食物的摄入。

（4）注意营养成分的合理搭配。

（5）禁食海带、海鱼、海蜇皮等含碘高的食物。

（6）甲状腺功能亢进患者的饮食应注意进食含钾、钙丰富的食物。

1.5 甲状腺功能减退

1.5.1 何谓甲状腺功能减退

甲状腺功能减退是甲状腺功能减退症，指甲状腺由于各种原因不能产生足够的甲状腺激素来满足人体的正常需要。

1.5.2 甲状腺功能减退有哪些早期症状

常出现怕冷、出汗减少、皮肤干燥、表情迟钝、心率减慢、食欲不振、大便干燥及疲乏无力等临床表现。

1.5.3 老年甲状腺功能减退患者的饮食需注意什么

（1）限制脂肪摄入。

（2）补充碘盐：国内通常每2~10千克盐加1克碘化钾，以防治甲状腺肿大，使甲状腺功能减退发病率明显减低。补充碘盐，除了从碘盐中摄取，还可从碘酱油和加碘面包及含碘丰富的海带、紫菜中摄取。避免食用卷心菜、白菜、油菜、木薯、核桃等食物，以免引起甲状腺肿大。

（3）供给足够的蛋白质：每人每天供给的优质蛋白质的量至少应超过20克，才能维持人体内蛋白质的平衡。一旦出现蛋白质降低，即应补充必要的氨基酸，供给足量蛋白质，以改善病情。故应多食用蛋类、乳类、肉类、鱼肉等，并注意植物性蛋白与动物性蛋白的互补。

1.6 痛风

1.6.1 何谓痛风

痛风是尿酸过量生产或尿酸排泄不充分引起的尿酸堆积造成的。尿酸结晶堆积在软骨、软组织、肾脏及关节处，在关节处的沉积会造成剧烈的疼痛。

1.6.2 痛风的病因是什么

（1）肥胖：饮食条件优越者易患此病。长期摄入过多和体重超重与血尿酸水平的持续升高有关。

（2）高脂血症：75%~84%的痛风患者有高三酰甘油血症，个别有高胆固醇血症。

（3）饮酒：长期大量饮酒对痛风患者的影响有3个方面：①可导致血尿酸增高和血乳酸增高，从而诱发痛风性关节炎急性发作。②可刺激嘌呤增加。③饮食时常进食较多高蛋白、高脂肪、高嘌呤食物，经消化、吸收后血中嘌呤成分也增加，经过体内代谢，导致血尿酸水平增高可诱发痛风性关节炎急性发作。

（4）高血压：痛风在高血压患者中的发病率为12%~20%，25%~50%的痛风患者伴有高血压。有人认为肥胖、糖尿病、痛风是现代社会的三联"杀手"，可见痛风并不是一种单一的疾病，与心血管系统、内分泌系统都有着千丝万缕的联系。因此，痛风患者要对疾病重视起来，不仅要治疗痛风，同时还要控制其他疾病。

（5）糖尿病：糖尿病患者中有0.1%~0.9%伴有痛风，伴高尿酸血症者则占2%~50%。

（6）遗传因素：痛风是一种遗传代谢性疾病。这是因为体内缺乏一种酶，不能将蛋白质完全分解，嘌呤在体内聚集过多，尿酸也增多而结成晶体，沉积在关节内，引起炎症因而产生剧痛。

（7）生活无规律：无规律的生活方式会打乱人体"生物钟"的节律，引起代谢失常，加重体质酸性化，进而发生痛风。

（8）"重男轻女"：痛风患者男女发病比例为20∶1。女性痛风发病率低的主要原因是：女性体内的雌性激素能促进尿酸排泄，并有抑制关节炎发作的作用。在临床上，95%的痛风患者是男性，30岁以上为高发年龄段。如今许多年轻人爱吃生猛海鲜、喝啤酒，这是引起痛风的原因之一。

（9）压力过重：在白领阶层的脑力劳动者中，患痛风的人日益增多。这是因为工作的巨大压力和过度的精神紧张，致使心身疲劳不堪，同时又缺乏锻炼，这样就会使各脏器的生理功能减退，影响代谢废物的排泄，体液变为酸性。

（10）嘌呤类食物：饮食不当是诱发痛风的重要原因。痛风饮食营养治疗的作用是防止或减轻痛风急性发作，避免急性发作期的延长，减少尿酸盐在体内的沉积，预防尿酸结石形成，减少抗尿酸药的应用，从而减少其不良反应。急性发作期的患者不主张进补温热性的食物，应少食"血肉有情"之品，并配合药物治疗。而缓解稳定期可在以下痛风饮食原则下，根据各自体质选择进补，如体虚者可进食适量猪肉、鸡蛋、奶油、核桃等，气血两虚者可服党参、太子参、当归、桂圆等。

1.6.3 老年痛风患者的饮食需注意什么

食物分类	奶肉蛋鱼类	果蔬豆谷类	其他类
禁忌食物	动物内脏（肝、肾、脑等）、肉汁、肉脯、鱼干、海鱼（尤其为沙丁鱼）、干贝、淡菜、蚝	黄豆、发芽豆、黄豆芽、紫菜、辣椒	酵母、鸡精、浓茶、咖啡、酒（尤为啤酒）
慎用食物	肉类、家禽、河鱼、虾、螃蟹、乌贼、鱼翅、贝类（除禁忌类）	豆制品（豆腐、豆浆等）、扁豆、刀豆、豇豆、绿豆、红豆、四季豆、豌豆等豆类、菠菜、花菜、茼蒿菜、青江菜、蘑菇类、金针菜类、木耳类、海带	枸杞子、杏仁、莲子、腰果、花生
任选食物	各种奶类及奶制品、各种蛋类、海参、海蜇皮、肉皮	各种水果、米、麦、米粉、面食、面包、麦片、玉米、土豆、红薯、各种蔬菜（除禁忌、慎用类）	其他类：油、糖、蜂蜜、瓜子、汽水

痛风患者的自我保健是十分重要的，目前流行的健康四基石，即"合理饮食、适当运动、戒烟戒酒、心理健康"也是痛风患者的饮食起居的基本策略。

1.6.4 老年痛风患者在生活中需注意什么

（1）饮食要规律。尽量少吃和不吃高嘌呤食物，如动物内脏、龙虾贝壳类水产品、鸡鸭鹅等禽类，以及熏猪肉、香肠和豆类等。

（2）尽量少喝酒，尤其是啤酒。

（3）要注意保养和休息，生活要有规律，注意劳逸结合，不要过度劳累、紧张与激动，少量出汗为宜。

（4）运动种类以散步、游泳、健美操、打网球等有氧运动为好，避免剧烈运动。

（5）保护关节，防止关节损伤，注意保暖和避寒。

1.7 胃肠炎

1.7.1 胃肠炎的常见症状有哪些

最常见的症状是腹泻，其他症状包括：腹痛、恶心、呕吐、发热、食欲减退、体重减轻（可能是脱水的征象）、大量出汗、皮肤湿冷、肌肉痛或关节僵硬、大便失禁等。

1.7.2 老年人患急性胃肠炎应注意些什么

（1）急性肠胃炎患者如出现脱水现象时，可喝些淡盐水、果汁、米粥等，以补充水、盐和维生素。

（2）若排气、肠鸣过强时，应避免吃蔗糖及易产气发酵的食物。避免吃油炸、油煎、生冷、含油脂及纤维多的食物。

（3）食物应以易消化、质软少渣、无刺激性为宜。可以减轻高纤维素和油脂成分可能给结肠黏膜带来的机械性损伤。

（4）急性肠胃炎患者更应注意饮食卫生，不喝酒、不吃辛辣刺激性强的调味品。忌食牛奶及海鲜、蜂蜜及其制品。

（5）番茄、石榴、苹果含有果酸成分，有收敛止泻作用，慢性肠炎患者可经常食用。

（6）要加强锻炼、增强体质，加强饮食卫生和水源管理。

1.7.3 老年人喝牛奶腹泻怎么办

正常情况下，牛奶中含的乳糖在小肠经乳糖酶的作用被消化吸收，但随着年龄增长乳糖酶活性逐渐降低。老年人喝牛奶后，因乳糖酶活性较低，乳糖不能被消化吸收而在大肠内发酵，产生水、二氧化碳和乳酸。乳酸不被人体吸收，引起腹胀、腹泻。国内研究认为，汉族人中有75%~92.4%的人缺乏乳糖酶。所以，很多老年人饮用牛奶后腹胀、腹泻，这多是因对牛奶乳糖的不耐受造成的。

可以采用有效办法逐渐适应饮用牛奶：

（1）少量饮用，每日1次，不超过250毫升，一般不会产生症状。

（2）改用酸奶或奶酪。酸奶中含有的β-半乳糖苷酶可消化乳糖。酸奶经发酵后乳糖减少了近1/5，容易消化，较长时间地饮用后，肠道就会逐渐适应饮用奶类。有类似情况的老年人不妨试饮酸奶。

1.8 胃溃疡

1.8.1 胃溃疡有哪些症状

上腹部疼痛是本病的主要症状。多位于上腹部，也可出现在左上腹部或胸骨、剑突后。常呈隐痛、钝痛、胀痛、烧灼样痛。胃溃疡的疼痛多在餐后1小时内出现，经1~2小时后逐渐缓解，直至下一餐进食后再复现上述节律。部分患者可无症状或以出血、穿孔等并发症作为首发症状。

1.8.2 老年胃溃疡患者的饮食疗养方法有哪些

（1）饮食有节。即饮食适量为宜，注意胃功能弱者不能强迫多食，应节制饮食，逐渐加量。

（2）饮食宜随和。食物有四气五味，各有归经，可影响脏腑阴阳，如偏食辛辣可使胃内积热，影响胃黏膜的恢复。

（3）饮食宜卫生。饮食不洁或食有毒食物，直接损伤胃黏膜，可引起病变迁延，造成久治不愈。

（4）饮食宜清淡。一般以五谷杂粮为主，采用以豆类、蔬菜、瘦肉、少量植物油及动物脂肪为主的膳食结构。

（5）合理烹制。合理烹制能防止食物中营养成分的损失、增强食欲、有利消化吸收。

1.8.3 做胃镜检查的注意事项有哪些

（1）胃镜是属于有痛性、有创伤性的检查，因此医生会给予被检查者全身麻醉或是局部麻醉的准备处理。当做完胃镜之后的2小时内，麻醉药的药效尚未完全消退，此时不能进食或饮水，以免咽喉部的吞咽功能还没有完全恢复，出现呛咳，甚至引起吸入性肺炎。

（2）由于在检查过程中可能对咽喉壁及胃黏膜造成创伤，因此在检查后宜进食一些软烂的流质或半流质，如牛奶、稀粥等。注意不要太烫，以免加重对黏膜的伤害。

（3）在检查的过程中，医生会向胃里注入一些空气，使得腹腔变得有些膨胀，表现为有嗳气或腹胀感，这属于正常的反应，无需过于惊慌。

（4）为了能够帮助修复在检查中受创的胃黏膜，可以吃一些养胃的食物，如小米粥，但是一定要忌辛辣、刺激及油炸的食物。

（5）检查后的3天内，要注意观察大便的颜色是否正常。如果出现柏油样便，说明有上消化道出血，应当立即就医。

1.9 胃癌

1.9.1 如何早期发现胃癌

胃癌早期时，多数患者无明显症状，少数人有恶心、呕吐或是类似溃疡病的上消化道症状。疼痛与体重减轻是进展期胃癌最常见的临床症状。患者常有较为明确的上消化道症状，如上腹部不适、进食后饱胀，随着病情进展，上腹部疼痛加重、食欲下降、乏力。

1.9.2 哪些不良生活习惯会引起胃癌

（1）环境因素：如果经常处在被污染的空气中，或者经常接触工业废气、化肥、农药等，人体的胃黏膜就会受到慢性刺激，胃部正常的功能就会出现紊乱，还有可能出现充血、水肿、糜烂等症状，而这样还会增大胃癌发生的概率，所以说这也算导致胃癌发生的病因之一。

（2）饮食因素：

1）摄入过多的高盐饮食。食盐本身并无致癌作用，但摄入高浓度食盐可损坏胃黏膜屏障，增加对致癌物质的易感性，增强患胃癌的危险性，是常见的诱发胃癌的原因。

2）常食不新鲜食品。霉变的食物及粮食，不新鲜，甚至腐烂的蔬菜，罐头、饮料中的防腐剂和不洁的饮用水等均含有强致癌性亚硝胺化合物。

3）暴饮暴食，喜欢吃干、硬、烫食物。进食快、三餐不定时和生气时进食等不良的饮食习惯均可成为诱发胃癌的原因。

4）低蛋白膳食。低蛋白膳食是指不吃动物性食物和豆类食品，不喝牛奶，只吃水果、蔬菜，每日热量的来源以碳水化合物为主。

5）喜食腌渍食品和熏烤食品。腌渍食品、熏烤食品中可形成亚硝基化合物和多环芳烃类化合物两类物质，后者可能是诱发胃癌的直接原因。

（3）自身患有胃部疾病：如果患者本身已经患有一些胃病，像慢性萎缩性胃炎等，这样患胃癌的概率也会增大很多。还有胃溃疡等，如果长时间仍未痊愈的话，很可能会出现胃癌。

1.9.3 老年胃癌患者的饮食要注意些什么

胃癌患者在接受胃切除手术之后，有部分患者不能保持手术前的体重，并且因为创伤或是不能正常进食，使得体内蛋白质和脂肪的含量逐渐消耗，从而致使体重下降。与此同时，还会出现维生素缺乏及胃切除术后的各种并发症状等。

胃癌患者在接受胃切除手术之后，应该严格禁饮、禁食。在24~48小时后，如果身体状况恢复良好，并且肠蠕动和肛门排气都恢复正常，就可以适当地给予少量温开水或葡萄糖饮料等。如果没有出现不适症状，第2天起可以少量摄入清淡的流质饮食，如米汤、菜汤等。

术后第5天，患者可以适当地摄入少渣半流质饮食，如大米粥、碎肉番茄汁烩豆腐、馄饨、面包、牛奶、菜汁烩挂面等。术后第9天便可将饮食改为普通饮食，遵循少量多餐的原则，可以摄入营养丰富、质软、易消化吸收、没有刺激性的食物。

由于患病之后患者的肠道系统特别的脆弱，不能食用对胃部刺激性较强的食物，所以这就要求患者必须严格控制饮食，合理地进行饮食调配。

1.10 便秘

1.10.1 何谓便秘

便秘是临床常见的复杂症状，而不是一种疾病，主要是指排便次数减少、粪便量减少、粪便干结、排便费力等。

1.10.2 解决便秘的方法有哪些

（1）非药物治疗：主要有以下6种方法。

1）规定排便时间。将排便时间安排在每天的常规日程之内，安排1个合适的时间，逐渐形成生理节律。建议在饭后1小时左右进行排便，并需要在厕所停留一段时间。

2）调整饮食结构。首先向患者及家属讲明饮食与排便、饮食与疾病康复的关系，增加脂肪、高纤维素食物和水的摄入，鼓励患者多饮水，忌食烈酒、浓茶、咖啡等刺激性食物，少吃荤腥厚味的食物。

3）增加活动量。活动能加强肌肉张力、刺激食欲和肠蠕动进而促使排便。在身体状况允许的情况下，进行适量的锻炼，做便秘医疗体操和便秘腹式呼吸运动，或轻压肛门做排便动作练习等。

4）改善厕所环境，使其具有良好的卫生条件和保密性。对在床上排便的患者提供隐蔽的排便环境，保护患者的隐私，同时处理好排泄臭味。

5）采取蹲踞式的排便姿势，这样能增加腹压和促进肠蠕动。

6）按摩通便。通过对腹部的按摩，可促进肠道的蠕动，使大便通畅。

7）心理护理。要关心、安慰患者，消除患者的思想顾虑。心理治疗可以使慢性便秘患者的精神症状明显改善，减轻其肠道症状。

（2）药物治疗：

1）主要是使用泻药。长期卧床患者应给予作用温和的轻泻剂。对于便秘严重者，用开塞露塞肛、灌肠液润肠通便。

2）人工排便。对服用泻药后仍不能排便者，应采用人工掏便方法。掏大便时要了解肛门的解剖和生理，避免因物理刺激引起出血。

1.10.3 做肠镜检查的注意事项有哪些

（1）做完肠镜之后的2小时内，麻醉药的药效尚未完全消退，此时不能进食、饮水，以免咽喉部的吞咽功能尚未完全恢复、出现呛咳，甚至引起吸入性肺炎。

（2）在检查后宜进食一些软烂的流质或半流质，像牛奶、稀粥等，注意不要太烫，以免加重对黏膜的伤害。

（3）在检查的过程中，医生会向里注入一些空气，因肠道内积气，会自觉腹胀、腹痛，排出积气，腹部胀痛症状会自行消除。这属于正常的反应，无需过于惊慌。

（4）饮食上要忌辛辣刺激及油炸粗糙的食物。

（5）检查后的3天内，要注意有无腹痛、腹胀，观察一下大便的颜色是否正常，如果有出现血便，说明有下消化道出血，应当立即就医。

1.11 消化道出血

1.11.1 便血提示哪些疾病

便血可由以下6种疾病引起：①痔疮；②肛裂；③直肠癌；④结肠癌；⑤直肠、结肠息肉；⑥溃疡性结肠炎。

1.11.2 预防老年人消化道出血的方法

（1）应在医生指导下积极治疗原发病，如消化性溃疡及肝硬化。

（2）生活要有规律。饮食要定时有节，切忌暴饮暴食，忌酒忌烟，不要饮用浓茶和咖啡。

（3）注意药物的使用。应尽量少用或不用对胃有刺激的药物，如必需使用，应加用保护胃黏膜的药物。

（4）要定期体检，以期发现早期病变，及时治疗。如出现头昏等贫血症状时，应尽早上医院检查。

1.12 绝经后的阴道出血

妇女绝经后，月经不再来潮。如果停经后，有反复多次的不规则阴道出血，多是因子宫颈、子宫内息肉或肿瘤所致，因此，必须警惕，应及时到医院明确诊断。

1.13 血尿

老年人发生血尿可能提示以下疾病。

（1）泌尿系统的结石：结石刺激泌尿道黏膜出血，而引起血尿。

（2）炎症：老年人由于抵抗力低，容易发生泌尿系统的感染。

（3）前列腺肥大：膀胱颈部常有充血、水肿，因而引起血管破裂造成血尿。前列腺本身的炎症也可出现血尿。

（4）泌尿系统的肿瘤：可间断性、无痛性血尿。

（5）其他：泌尿系统邻近器官的炎症、肿瘤等也可出现血尿。

1.14 青光眼

青光眼是最常见的致盲疾病，40岁以上的人发病率约占人群的0.5%。主要是因遗传因素或眼部疾患，使眼压升高而造成的一种眼部疾患。主要症状是视力疲劳、头痛，看灯光时周围可见一彩色圈。急性发作时，会出现恶心、呕吐、剧烈头痛、眼睛充血、潮红、瞳孔扩大、视物模糊等。

1.15 过量饮酒

少量的酒可以刺激食欲、振奋精神。很多老年人有饮酒的嗜好，但酒中含有一定量的酒精，酒产生的热量也较多。老年人多患有高血压、动脉粥样硬化、冠心病、脑血管疾病等，如果过量饮酒，可诱发脑血管意外、心动过速、胃出血等，也可造成肝脏的损害，影响小肠对某些营养物质的吸收。因此，老年人要严格控制饮酒，一般饮白酒宜饮低度酒，每次不要超过2两，且不宜天天饮，应间隔一段时间再饮。

2

常见急危重症的急救护理

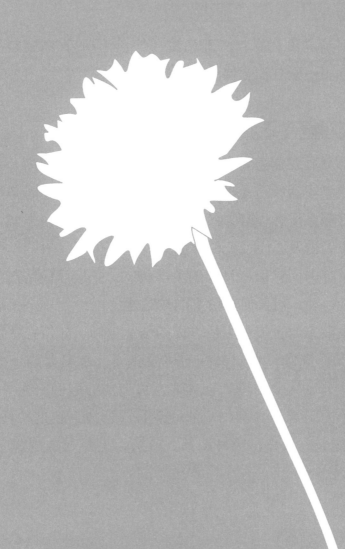

2.1 心绞痛

2.1.1 典型心绞痛有哪些表现

典型心绞痛可有胸前阵发性、压榨性疼痛，可伴有其他症状，疼痛主要位于胸骨后部，可放射至心前区与左上肢，劳动或情绪激动时常发生，每次发作持续3~5分钟，可数日1次，也可一日数次，休息或服用硝酸酯制剂后消失。

2.1.2 心绞痛发作时如何处置

发作时应立刻休息，一般患者在停止活动后症状即可消除。或者舌下含服硝酸甘油、保心丸等。

2.1.3 心绞痛患者日常生活的注意事项

（1）部分心绞痛患者常因剧烈性动作而引发心绞痛。一般要求心绞痛患者不搬抬过重的物品，这是由于搬抬重物时必然弯腰屏气，对呼吸系统、循环系统的影响与用力屏气大便类似，是老年冠心病患者诱发心肌梗死的常见原因。

（2）精神方面：保持良好的生活状态，积极放松精神，愉快地参与各种运动，对任何事情要能泰然处之。

（3）生活方面：注重生活方面的细节控制，如切忌在饱餐或饥饿的情况下洗澡，水温最好与体温相当，水温太热可使皮肤血管明显扩张，大量血液流向体表，可造成心脏和脑血管缺血。洗澡时间不宜过长，洗澡间一般闷热且不通风，在这种环境中，患者的代谢水平较高，极易缺氧、疲劳，老年冠心病患者更是如此。

（4）气候方面：在严寒或强冷空气影响下，冠状动脉可发生痉挛并继发血栓而引起急性心肌梗死。气候急剧变化，冷、热变化过快，气压低时，冠心病患者会感到明显不适。

2.2 心肌梗死

急性心肌梗死是冠状动脉急性、持续性缺血、缺氧所引起的心肌坏死。临床上多有剧烈而持久地胸骨后疼痛。休息及服用硝酸酯类药物不能完全缓解。

2.3 心脏搏动骤停

心脏急救一定要遵循"现场复苏"和"目击者先复苏"的原则。就是说，谁先看到患者倒下，谁就先做复苏，不要互相推托，到处找人，以免浪费时间。判断患者是否心脏、呼吸骤停，要在10秒钟内完成，同时在4分钟内开始进行正确的心肺复苏。其中，操作的速度和频率是让心脏骤停患者恢复的关键。所以，每个人都应该掌握简单的心肺复苏方法。

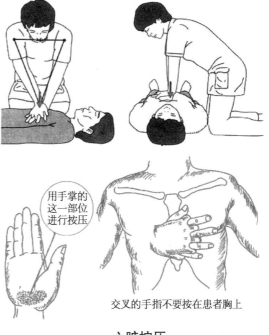

用手掌的这一部位进行按压

交叉的手指不要按在患者胸上

心脏按压

（1）顺：身体放平，仰头举颌。

（2）直：双臂垂直，用力按压。

（3）硬：放在木板或地上。

（4）深：胸骨下陷>5厘米。

（5）数：每分钟100次以上。

2.4　心力衰竭

2.4.1　心力衰竭的症状有哪些

　　心力衰竭分为左心衰竭和右心衰竭。左心衰竭时有肺部充血，可引起心悸、气喘、不能平卧、痰中带血等症状。右心衰竭时出现大循环充血，可引起颈部静脉充盈、肝大、腹水、下肢水肿等症状。

2.4.2　心力衰竭发生时的急救方法

　　（1）先要让患者保持安静，扩张外周血管，减少回心血量。

　　（2）家中有备用氧气的，最好加压高流量给氧4~6升。

　　（3）病情发作时，让患者采取半卧位或者坐位，两腿要自然下垂，这样能够减少静脉回流。

　　（4）患者可舌下含服硝酸甘油或二硝酸异山梨醇，降低患者肺循环静脉压。

　　（5）立即送医院就诊。

2.5 低血糖

2.5.1 发生低血糖的表现是什么

低血糖的症状通常表现为出汗、饥饿、心慌、颤抖、面色苍白等，严重者还可出现精神不集中、躁动、易怒，甚至昏迷等。

2.5.2 低血糖的紧急处理方法

立即口服糖水、巧克力或进食含糖量高的食物，神志不清者需静脉注射50%葡萄糖注射液40~60毫升。患者清醒后应及时进食，防止再度昏迷。

2.5.3 如何预防低血糖的发生

（1）定时、定量使用胰岛素或口服降糖药。

（2）戒烟，少量饮酒或不饮酒，严禁空腹时饮酒。

（3）准时进餐。若不能准时进餐，应在进餐前吃点水果、果汁或饼干等。

（4）定期到医院复查并遵从医嘱，以预防低血糖。特别是要预防低血糖的反复发生。

（5）不宜空腹运动。运动前要吃些点心，并保持运动量适当。

（6）为预防夜间低血糖，睡前应适量食用含能量缓释系统的碳水化合物食品。

（7）外出时，一定要备些饼干、糖果，出现低血糖先兆时及时食用。

2.6 胃穿孔

由于情绪波动或暴饮、暴食，胃溃疡患者很容易并发胃穿孔。在救护车到达之前，千万不要捂着肚子乱打滚，应采用左侧卧位躺在床上。因为穿孔部位大多发生在幽门或十二指肠入口处，而这些部位都位于胃部右侧。朝左侧卧能有效防止胃酸和食物进一步流向腹腔，以防病情加重。

2.7 急性胰腺炎

腹痛为急性胰腺炎的主要症状，多在暴饮暴食、高脂餐及饮酒后突然发生。疼痛剧烈而持续，呈钝痛、钻痛、绞痛或刀割样痛，有时阵发性加剧。腹痛常位于中上腹，向腰背部呈带状放射，弯腰抱膝疼痛可减轻。老年体弱者有时疼痛不显著。

2.8 咯血

2.8.1 何谓咯血

咯血是指喉及喉以下呼吸器官的出血经咳嗽反射排出体外的现象。少量咯血可只有痰中带血，多者可自口鼻涌出，甚至危及患者的生命。

咯血的主要表现：①咯血先兆：常有喉头发痒、口有腥味、胸部压迫感等症状。②咯血量及性状：根据咯血量，分为痰中带血、少量咯血（<100毫升/天）、中等量咯血（100~500毫升/天）、大咯血（>500毫升/天或一次>300毫升）。咯血的血多呈为鲜红色、含有泡沫或痰液，不易凝固。

2.8.2 咯血的常见病因有哪些

引起咯血的常见病因包括：支气管疾病，如支气管扩张、慢性支气管炎等；肺部疾病，如肺结核、肺炎、肺脓肿、肺淤血等；心血管疾病，如风湿性心脏病二尖瓣狭窄、室间隔缺损等。

2.8.3 发生咯血如何护理

当老年人咯血时，家人应守护在旁边，协助取患侧卧位，保持呼吸道通畅、室内安静，避免不必要交谈，减少肺部活动度。不要屏气，这非但无助于止血，还易诱发喉头痉挛，造成呼吸道阻塞，发生窒息。应鼓励老年人尽量将血轻轻咯出，放松身心，缓解紧张情绪。

2.8.4 大咯血易发生窒息，如何判断并进行紧急处理

咯血窒息的先兆症状：咯血过程突然中断；咯血时出现明显的缺氧，发绀、胸闷、烦躁；大汗淋漓、两眼凝视、牙关紧闭、大小便失禁、神志昏迷。如出现上述症状均提示可能发生窒息。

窒息是大咯血的急症，是由于血块阻塞了呼吸道，引起严重的缺氧，直接影响着患者的生命，是咯血致死的重要原因。合理的护理也是抢救成败的关键。置患者头低足高位，轻拍背部以利于血块排出，清除口、鼻腔内的血凝块，给

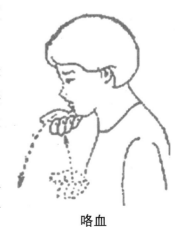

咯血

予氧气吸入，并拨打"120"送医院治疗。

2.9　哮喘

2.9.1　哮喘是老年人的多发病，有哪些症状

老年人的支气管哮喘易反复发作，造成气管和支气管黏膜萎缩，弹性组织减少，支气管软骨钙化、变硬，管腔扩张黏液分泌增多，导致气道内阻塞增加，易发生呼气性呼吸困难，同时也影响分泌物的排出。哮喘的典型表现是发作性呼气性呼吸困难伴哮鸣音，严重者被迫取坐位或端坐位呼吸，干咳或大量白色泡沫痰，甚至发绀等。夜间及凌晨发作或气急加重是哮喘的特征之一。

2.9.2　老年人在家中哮喘急性发作时应采取什么急救措施

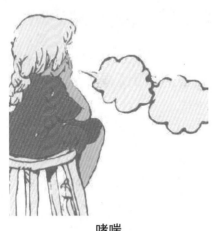

哮喘

老年人发病时，家属应保持镇静，让老人保持坐位或半卧位，解开领扣，松开裤带，清除口中分泌物，保持呼吸道通畅。若家中有 β_2-受体气雾剂，应立即让患者吸入若干次，待病情稳定后，用担架或靠背椅，保持患者坐位姿势，将老人安全转送医院。如用自行车转运也应采取坐位，避免患者胸腹部受压。

2.9.3　在家庭中如何预防老年人哮喘的发作

对哮喘老年人进行健康宣教的目的是减少复发，提高生活质

量。哮喘的病因尚未完全清楚，目前认为有遗传因素和环境因素两方面原因。应通过对哮喘老年人进行健康指导，让他们了解哮喘病的诱因、预防知识、自我监测、紧急自我处理及用药方法等。通过长期、适当、充分地治疗和预防，使患者有效地控制哮喘发作。

（1）环境指导：老年人应在整洁、舒适、安静的环境休息，保持室内清洁无尘、空气流通、温湿度适宜等。尽量避免诱发哮喘的因素，不放花草，不饲养猫、狗等动物。无明确过敏原者，哮喘发作时应查找与发作有关的因素。

（2）生活指导：适当地进行体育锻炼和耐寒锻炼，增强抵抗力，养成规律的生活习惯并保持乐观的情绪。注意预防呼吸道感染，减少复发。

（3）饮食指导：易食清淡、易消化，热量充足，富含钙、维生素A和维生素C的食物，避免牛奶、蛋、鱼、虾等易过敏、刺激性的食物，戒除烟酒。哮喘发作时，鼓励老年人每日饮水2 000~3 000毫升，以防痰栓阻塞气道。

（4）用药指导：忌自作主张随意用药。目前社会上流传治疗哮喘的药物及方法很多，应在专科医师的指导下用药，不要单纯根据广告宣传自行用药。应遵医嘱使用支气管舒张药和糖皮质激素等治疗，熟练掌握药物的使用方法。尽量不使用可能诱发哮喘的药物，如阿司匹林、吲哚美辛等。

（5）病情发作时的紧急自我处理：哮喘发作前常有干咳、呼吸紧迫感、连打喷嚏、流泪等先兆。它的典型表现是呼吸困难、咳嗽和哮喘3个症状并存，其中呼吸困难以呼气为主。患者应随身携带止喘气雾剂，一出现哮喘发作先兆时，应立即吸入，同时保持平静以迅速控制症状。症状被控制后，患者应立即到医院就医，与医师讨论本次发作的诱因及今后应采取的对策。

2.10 自发性气胸

2.10.1 何谓自发性气胸？常见于哪些疾病

在没有创伤或人为的因素下，因肺部疾病使肺组织和脏层胸膜自发破裂，空气进入胸膜腔所致的气胸，称为自发性气胸。病情的轻重与气胸发生缓急、肺萎缩程度、肺部基础疾病有关。主要表现为发病前有持重物、屏气、剧烈运动等诱因。起病急、常为患侧突然、尖锐、持续性刺痛或刀割样胸痛，吸气时加剧，多发生在前胸、腋下等部位。呼吸困难为气胸的典型症状，且症状越来越严重，同时伴有口唇发紫，此时应首先想到的是自发性气胸。

老年人多见于慢性支气管炎、肺结核、肺气肿患者。常因大笑、屏气、用力过度、剧烈咳嗽而发生，自发性气胸起病急骤，病情严重，若不及时抢救，常可危及生命。

2.10.2 诱发气胸的因素有哪些

气胸易反复发作，应积极治疗原发病。日常生活中应避免剧烈咳嗽、喷嚏、屏气或高喊、大笑、举手欢呼、抬举重物等用力过度的行为，这些是发生气胸的主要诱因。

2.10.3 在家中发生自发性气胸应如何进行急救

突发以上症状时，立即让患者取半坐卧位，不要过多移动，少讲话，减少肺部活动，以利于破裂口的愈合和气体吸收。家里有氧气装置的应给患者吸氧，如有支气管痉挛者要使用支气管扩张剂。家属和周围人员保持镇静，立即拨打"120"，说明疾病症状，有利于进一步对症处理。

2.10.4 如何预防自发性气胸的发生

充分认识预防气胸发生的重要性，积极治疗原发病，避免诱因，注意劳逸结合。气胸治愈1个月内要避免进行剧烈活动，如跑步、骑自行车、打球。避免提重物、屏气、咳嗽等用力动作，以免增加胸腔压力。平时多食粗纤维食物，多食素菜和水果，不挑食，戒烟。若感到胸闷、突发性胸痛或气急则提示气胸复发的可能，应及时就医。

2.11 呼吸困难

老年人急性或突发性呼吸困难可由以下原因引起。

（1）心脏疾患：老年人易患冠心病、心肌梗死及高血压性心脏病。当心脏功能失代偿时，可突发心力衰竭（肺水肿），表现为劳累性气喘，不能平卧，肺部湿啰音等。患者被迫取床旁坐位（端坐呼吸），以便减少回心血量，从而减轻症状。

（2）急性肺炎和自发性气胸：老年人常伴有不同程度的肺气肿，呼吸代偿能力差，一旦发生肺炎或由于肺大泡破裂发生自发性气胸时，则可引起严重的呼吸困难。

（3）肺栓塞：一些久病卧床的老年人由于肢体缺乏运动，周身血流缓慢，外周静脉易有血栓形成。当体位突然发生变动如翻身、坐起或下地时，可使静脉血栓尤其是下肢的静脉血栓脱塞，经血循环到达肺部造成梗死或大面积肺栓塞，病情相当凶险。

（4）急性过敏反应：如接触某些花粉、刺激性气体或药物，引发支气管哮喘或过敏性肺炎。

老年人发生呼吸困难提示病情严重，尤其是新近发生的不明原因的呼吸困难，应该积极寻找病因，有条件的给予吸氧，及时通知"120"转院就诊。

2.12 昏厥

老年人发生昏厥的急救护理要点如下。

（1）老年人昏厥发作跌倒时，应让其平卧，迅速解开衣领，取侧卧位，注意保持呼吸道通畅。痰液较多时，帮助排除痰液以免阻塞呼吸道。当老年人开始清醒时，不要急于坐起，更不要站起，应再平卧几分钟，然后徐徐坐起，以免昏厥再次发生。

（2）因发作之前常有先兆，当有头晕眼花、出冷汗、心慌、面色苍白等前驱症状时，应立即嘱其平卧，以免跌倒受伤。

（3）对于体质虚弱、病后的老年人，应注意避免过度疲劳，不要站立过久，在变换体位时动作宜缓，不可过急，以免诱发昏厥。

（4）注意避免情绪激动，保持良好的心态。

（5）偶然发病者，苏醒后要注意调理，避免再发。经常反复发作者，要找出病因，予以积极治疗。

2.13 脑血管意外

2.13.1 何谓脑血管意外？主要症状是什么

脑血管意外是指一组突然起病的脑血液循环障碍，表现为局灶性神经功能缺失，甚至伴有意识障碍。其主要分为脑梗死、脑出血、蛛网膜下隙出血。

（1）脑梗死好发于60岁以上的老年人，常在安静或休息状态下发病，主要表现为偏身肢体瘫痪或失语，伴有头昏、眩晕、肢体麻木无力。

（2）脑出血的老年人多有高血压史，常在情绪激动、活动用力时突然起病，出现头痛、呕吐、偏瘫、昏迷等。血压多明显升高，收缩压达180毫升汞柱以上，少数老年人的意识障碍和肢体瘫痪可在1~2小时或数小时内加重，病情发展迅速，数小时内症状达到顶峰。

（3）蛛网膜下隙出血好发于任何年龄，多数没有前驱症状，起病急骤。在剧烈运动、过度疲劳、情绪激动、用力排便等情况下诱发。最常见的症状是突然剧烈头痛、恶心和呕吐，多数出现不同程度的意识障碍或出现谵妄、定向力障碍等精神症状。老年人以意识障碍多见，头痛不明显。

2.13.2 脑血管意外发生的诱因有哪些

（1）情绪不佳，如生气、激动、焦虑、悲伤、恐惧、惊吓等。

（2）饮食不节，暴饮暴食，吸烟、酗酒成瘾。

（3）运动过度，用力过猛。

（4）气候变化。

（5）大便干结，必须用力才能排出。

（6）服药不当，尤其是降压药、降血脂的药物。

（7）老年人起床时突然坐起。

（8）过度疲劳，精神紧张。

2.13.3 脑血管意外的先兆表现是什么

（1）有高血压、动脉硬化病史的老年人突然出现头痛、头晕、眼前发黑或头痛固定在一侧伴有对侧肢体的麻木、无力。

（2）中老年人突然出现视物旋转、耳鸣、呕吐、取物不准，四肢麻木无力且反复发作。

（3）有心律失常，如风湿性心脏病出现房颤时，左心房内的栓子极易脱落进入脑动脉而发生脑栓塞。

当出现脑血管意外症状时，首先要正确判断属于哪一类脑卒中。许多脑卒中患者由于在转院运送的过程中延误了抢救时机，增加了病死率。因此，对脑血管意外患者应强调就地抢救治疗。

2.13.4 脑血管意外的急救方法

老年人如果在家中突然发生脑血管意外，及时进行抢救对预后至关重要。那么家人应掌握哪些急救方法呢?

老年人如果在家中突然发生脑血管意外，家人应知晓的正确急救步骤。

（1）发现老年人脑血管意外后，切忌慌乱紧张。应先让老人平卧在床上，并尽快与医院或急救中心联系。

（2）脑血管意外可分为出血性脑血管病和缺血性脑血管病，在诊断未明确时，不要用药。

（3）掌握正确搬运的方法。首先，不要急于从地上把老年人扶起，最好2~3人同时把患者平托到床上，头部略抬高，以避免震动。其次，松开衣领，如有义齿，应取出义齿。另外，如果患者出现呕吐，应先将其头部偏向一侧，以免呕吐物堵塞气管；如果发生抽搐，可用筷子垫在上下牙之间，以防咬破舌头；如果出现气急，或咽喉部有痰鸣音，家属可将塑料管（或橡皮管）插到患者的咽喉部，然后在塑料管的另一端用口吸出痰液。

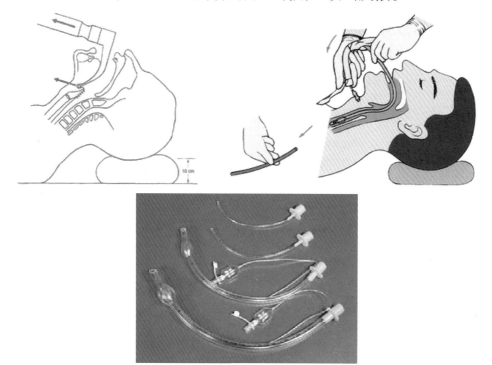

气管插管

（4）在送往医院前，应尽量少移动患者。转送时要用担架抬。如果是抬上楼梯，应让患者的头部处于高位，脚部处于低位，这样可以减少脑部充血。在送往医院的途中，家属需用双手托住患者的头部，避免头部震动。

（5）对昏迷较深、呼吸不规则的危重患者。"120"急救医生应在患者家里处理，待病情稳定后再送往医院。

2.14　癫痫

2.14.1　癫痫是怎么回事

癫痫的大发作俗称"羊癫风"，是一组反复发作的神经元异常放电所致的暂时性中枢神经系统功能障碍的临床综合征。临床上可表现为运动、感觉、意识、行为、自主神经等不同程度的功能障碍。发病原因较复杂，产伤、颅脑外伤、脑炎、高血压脑病、囊虫病等均可导致癫痫。

2.14.2　如何判断癫痫发作的先兆

癫痫在生活中并不少见，发作时间不定期，一旦发作，如果急救不及时，对患者很不利。那么家属掌握癫痫大发作或小发作的先兆，做好预防急救措施就显得很重要。

一般来说，癫痫患者在发作前有先驱自觉症状，如感觉异常、胸闷、上腹部不适、恐惧、流涎、听不清声音、视物模糊等。因此，患者本人在感觉到癫痫即将发作时应尽快离开危险场所，如公路、水塘、炉火等，及时寻找安全的地方坐下或躺下。患者的家属也应学会观察患者发作前的表现，以便尽早作出预防措施，防止其他意外伤害的发生。在患者还未发作时，立即用针刺或手指掐人中、合谷等穴位，有时可阻止癫痫发作。

2.14.3 对于突发癫痫的老年人应如何采取急救措施

癫痫小发作时，患者表现为短暂的意识丧失，通常只有几秒钟，没有抽搐痉挛、脸色发白或发红，一般容易被人忽视。局限性癫痫通常表现为局限性的手、脚、面部等处的痉挛抽搐。发现有上述表现的，一定要到医院接受检查治疗，按医嘱坚持服药。

癫痫大发作时，患者表现为头部后仰，大叫一声摔倒在地，全身肌肉呈强直性收缩、痉挛，嘴巴紧闭，两眼上翻，僵直期一般持续数秒至半分钟。而后转为阵挛期，此期表现为全身肌肉呈有节律地强烈收缩，呼吸恢复，随呼吸口中喷出白沫或血沫，尿失禁，一次发作持续2~3分钟，长的可达7~8分钟。当患者发生全身抽搐将要倒地时，患者家属或救助者若在附近，要立即上前扶住患者，尽量让其慢慢倒下，以免跌伤。同时，趁患者嘴巴未紧闭之前，迅速将手绢、纱布等卷成卷，垫在患者的上下齿之间，预防牙关紧闭时咬伤舌部。对于已经倒地并且面部着地的，应使之翻过身，以免呼吸道阻塞。此时若患者已牙关紧闭，不要强行撬开，否则会造成患者牙齿松动、脱落。然后，救助者可解开患者的衣领和裤带，使其呼吸通畅。为防止患者吐出的唾液或呕吐物吸入气管引起窒息，救助者或家人应始终守护在患者身旁，随时擦去患者的吐出物。患者发生抽搐时，不可强行按压其肢体，以免造成韧带撕裂、关节脱臼，甚至骨折等损伤。也不要强行给其灌药。癫痫发作中，为避免患者再次受到刺激，不要采用针刺、指掐人中穴的抢救方法，更不要用凉水冲浇患者。

2.14.4 什么是癫痫的持续状态

少数患者的大发作可接连发生，在间歇期间仍表现为昏迷，持续时间超过15分钟，这称为癫痫的持续状态。癫痫的持续状态是一种危急情况，如不及时抢救，可出现脑水肿、心律失常、酸中毒、呼吸循环衰竭，直至死亡的严重后果。一旦发生癫痫的持续状态，如就近有苯巴比妥针剂，可先给患者注射一次较大剂量的药物，然后尽快将患者送往医院抢救。

2.14.5 癫痫大发作后，家人应如何进行护理

当全身肌肉的抽搐痉挛停止，进入昏睡期后，应迅速将老年人的头转向一侧，同时抽去其上下牙之间的垫塞物，让口中的唾液和呕吐物流出，避免窒息。此时，老年人的全身肌肉已放松，舌根也不易后坠而阻塞气道，可将其原来的强迫姿势改为侧卧。并注意保暖及保持周围环境的安静。

老年人睡醒后，常感觉头痛及周身酸软，对发作过程，除先兆症状外大都并无记忆。救助者及家属均不要向其描述倒地抽搐时的"可怕"场景，以免增加其精神负担。

2.14.6 老年癫痫患者应如何进行自我调理

老年人癫痫发作时往往有自我形象的紊乱，精神负担较重，易造成生活、工作的困惑。平时应注意自我调理，按时服药，就可防止癫痫的发生。

（1）让老年人了解过度疲劳、便秘、停药、睡眠不足和情感冲动等诱因对疾病的影响，告知他们生活、工作要有规律，不登高、不游泳、不驾驶车、船及航空器，不高空作业。外出时随身携带注有其姓名、诊断的卡片，以便急救时供人参考。

（2）保持环境安静，避免光、声刺激，指导老年人保证充足

睡眠，不可单独活动。出现先兆立即卧床休息，并使用床栏。

（3）易清淡饮食，少食辛辣食物，避免过饱，禁用烟、酒。限制饮水量，24小时不超过1 500毫升。

（4）遵医嘱服药，了解长期规律、按时服药的重要性，不易自行停药或减量；注意各类抗癫痫药物的不良反应，定期门诊随访。

3

急性中毒的急救护理

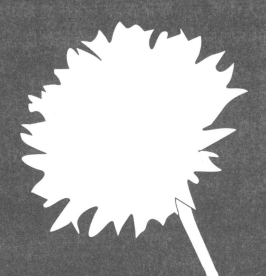

3.1 煤气中毒

3.1.1 何谓煤气中毒

　　煤气是煤或其他含碳物质在燃烧不全时产生的一种混合性气体。其中以一氧化碳的含量最高、毒性最大，所以，我们一般所说的煤气中毒，实际上是急性一氧化碳中毒。一氧化碳无色、无味，比空气轻，易于燃烧，燃烧时为蓝色火焰。空气中一氧化碳含量达到0.04%~0.06%时就可使人中毒，与空气混合达12.5%时，还可能产生爆炸。因为一氧化碳是无色、无味的气体，所以被称为"沉默的杀手"。人体吸入一氧化碳后，往往毫无知觉，甚至出现严重的症状后仍不知何故，从而继续处在高浓度的一氧化碳环境中，直至死亡。

3.1.2 引起煤气中毒的原因

　　（1）在密闭居室中使用煤炉取暖、做饭，门窗紧闭，未安装或不正确安装排风装置。由于通风不良，供氧不充分，大量一氧化碳积蓄在室内。

　　（2）疏忽大意，思想麻痹，管道漏气、开关不紧或烧煮中火焰被扑灭后，煤气大量溢出可造成中毒。

　　（3）烟囱安装不合理，筒口正对风口，使煤气倒流。

　　（4）气候条件不好，如遇刮风、下雪、阴天、气压低，煤气难以流通排出。

　　（5）使用燃气热水器，通风不良，洗浴时间过长。

3.1.3 如何迅速判断煤气中毒的轻重

当密闭的房间里有煤气泄漏时，在房间里的人就可能发生煤气中毒。当一氧化碳进入人体后，与血液内的血红蛋白结合成不易解离的碳氧血红蛋白，导致人体缺氧而发生中毒。煤气中毒症状因中毒轻重而有不同表现。

（1）轻型：中毒时间短，表现为中毒的早期症状，头痛、眩晕、心悸、恶心、呕吐、四肢无力，甚至出现短暂的昏厥，一般神志尚清醒，吸入新鲜空气，脱离中毒环境后，症状迅速消失，不留后遗症。

（2）中型：中毒时间稍长，在轻型症状的基础上，可出现虚脱或昏迷。皮肤和黏膜呈现煤气中毒特有的樱桃红色。如抢救及时，可迅速清醒，数天内完全恢复，一般无后遗症状。

（3）重型：发现时间过晚，吸入煤气过多，或在短时间内吸入高浓度的一氧化碳，患者呈现深度昏迷、大小便失禁、四肢厥冷、血压下降、呼吸急促，会很快死亡。一般昏迷时间越长，预后越严重，常留有痴呆、记忆力和理解力减退、肢体瘫痪等后遗症。

3.1.4 煤气中毒的急救方法

（1）自己发现有煤气中毒时，可暂时走（爬）出有毒房间或现场，呼吸新鲜空气，并且呼叫他人迅速前来相助。

（2）当他人发现已经中毒者，应立即打开门窗，转移患者到通风良好、空气新鲜的地方，注意保暖。

（3）应立刻呼叫"120"急救服务，急救医生到现场救治患者。

（4）同时松解中毒者的衣扣，保持呼吸道通畅，发现鼻、口中有呕吐物、分泌物应立即清除，如发现呼吸骤停，要立即进行

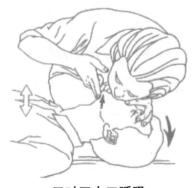

口对口人工呼吸

口对口人工呼吸。方法是：让患者仰卧，解开衣领和紧身衣服，术者一手紧捏患者的鼻孔，另一手托起患者下颌使其头部充分后仰，并用这只手翻开患者嘴唇，术者吸足一口气，对准患者嘴部大口吹气，吹气停止后，立即放松捏鼻的手，让气体从患者的肺部排出，如此反复进行。并做心脏体外按摩。

（5）查找煤气泄漏的原因，排除隐患。发现煤气泄漏时，不能开灯、不能打开抽油烟机，因为按动开关可能会产生电火花，引起爆炸。

3.1.5 如何预防煤气中毒

（1）平时严格检查煤气管道、防止管道老化、阀门漏气，应及时检修，严格遵守使用规则。

（2）在室内用炉子取暖时，注意通风，煤炭要烧尽，不要闷盖。烧煤的厨房应有排风装置或开门窗，充分通风换气。

（3）天然气热水器切勿装在浴室内。使用时不要密闭房间，洗浴时间避免过长，不宜超过20分钟。

（4）提高防煤气中毒及抢救的知识水平。

3.2 药物中毒

3.2.1 老年人药物中毒时应如何紧急处理

老年人往往同时患有多种疾病，常接受多种药物的治疗。老年人又因神经系统的衰老而伴有精神及思维的异常，常出现服药过量、滥用、误服等情况而引起药物中毒。在发现老人药物中毒时，首先要尽快查出误服药物的名称、服用时间及剂量，准备送医院治疗或医生未到之前，应先做一些临时的急救工作。

（1）若是服用了大量安眠药、有机磷农药、石油制品及强酸、强碱性化学液体等毒性或腐蚀性较强的药物时，原则上医院在附近的应立即去医院抢救。医院离家较远的，在呼叫救护车的同时进行现场急救。

（2）如患者清醒，在中毒6小时以内的，应立即催吐以加快毒物的排除。可让患者大量饮用温水，在水池或马桶边坐下用手指、筷子、汤匙等刺激咽后壁和咽弓，反射性地引起呕吐。如此反复至少10次，直至吐出物澄清、无味为止。催吐必须及早进行。若服毒时间超过6小时，毒物已进入肠道，催吐也就失去了意义。

（3）如果患者呈昏迷状态或出现抽搐、惊厥症状；服用腐蚀性（或强酸、强碱）毒物；有食管静脉曲张、溃疡病、严重心力衰竭和全身极度衰竭等情况时禁用催吐。应迅速将患者平卧，头偏向一侧，注意保暖，严密注意患者的呼吸、脉搏，有条件的测量血压的变化。

（4）患者经临时急救后，应立即送医院进一步救治。特别要注意的是应将误服药品或毒物的瓶子及患者的呕吐物，一同带往医院进行检查。

3.3 食物中毒

3.3.1 何谓食物中毒

食物中毒是指因食物中的有毒物质而引起身体的不良反应，

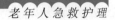

一般包括细菌性（如大肠埃希菌）、化学性（如农药）、动植物性（如河豚、扁豆）和真菌性（毒蘑菇）4种。

老年人食物中毒的常见原因是不注意个人及食品卫生。未低温存放的食物，食用前餐具未进行严格清洗消毒，放置的食物未彻底加热，食用有毒的、变质的动植物或经化学物品污染过的食品。

3.3.2 如何判断食物中毒

食物中毒分为单人中毒和群体中毒。食物中毒后的第1反应往往是腹部不适，中毒者首先会感觉腹胀，一些患者还会出现腹痛，个别的还会发生急性腹泻。与腹部不适伴发的还有恶心，随后会发生呕吐。多数表现为肠胃炎的症状，并与食用某种食物有明显关系。严重者还可能发生脱水、酸中毒，甚至休克、昏迷等症状。

3.3.3 发生食物中毒应如何紧急处理

在家中一旦有人出现上吐、下泻、腹痛等食物中毒症状时，千万不要惊慌失措，首先应立即停止食用中毒食物，冷静地分析发病的原因，针对引起中毒的食物及吃下去的时间长短，及时采取如下应急措施。

（1）催吐。如果有毒食物吃下去的时间在2小时以内，而无明显呕吐者，可先用手指、筷子等刺激其舌根部催吐，或让中毒者饮用大量温开水并反复自行催吐，以减少毒素的吸收。如经大量温水催吐后，呕吐物已为较澄清液体时，可适量饮用牛奶以保护胃黏膜。如果在呕吐物中发现血性液体，应想到可能出现胃、食道或咽部出血，此时应停止催吐。

（2）导泻。如果吃下中毒食物的时间较长，一般已超过2~3小时，而且精神较好时，则可服用些泻药，促使中毒食物尽快排出体外。一般用大黄、番泻叶煎服或用开水冲服，都能达到导泻的目的。

（3）利尿：大量饮水，稀释血中毒素浓度，并服用利尿药。

（4）当出现脸色发青、冒冷汗、脉搏虚弱时，要马上送医院，谨防出现休克症状。一般来说，进食短时间内即出现这些症状，往往是重症中毒。很多食物中毒的患者不能及时发现自己的中毒症状，往往在送到医院的时候，症状已经非常严重。因此，食物中毒后早期的发现和处理十分重要。

另外，因为确定中毒物质对治疗来说非常重要，所以要保存导致中毒的食物，提供给医院检疫。如果身边没有食物样本，也可保留患者的呕吐物和排泄物，方便医生尽快确诊和及时救治。

3.3.4 如何防范食物中毒

（1）选择食品安全第一。新鲜是指食品要具有相应的色、香、味、形等感官性状，没有发生腐败、变质和其他感官性状的异常变化。其中定型包装食品应在其保质期内。不要购买和食用来源不明的食品。

（2）食品加热要彻底。许多生的食品如家禽、肉类及未经消毒的牛奶常被病原体污染，彻底加热可杀灭病原体。

（3）做熟的食品尽快吃。烹调过的食品冷却至室温时，微生物已开始繁殖。放置的时间越长，危险性越大。从安全角度考虑，食品出锅后应立即吃掉，夏秋季节在室温下存放不应超过4小时。

存放后的熟食品要彻底加热后方可食用。

（4）妥善储存剩余食品。需要保留剩余食品时，必须牢记应把这些食品低温贮存。由于昆虫、鼠类和其他动物常常携带引起食源性疾病的病原微生物，因此，要彻底消除厨房内老鼠、蟑螂、苍蝇等的孳生场所。当然，最好的保护方法还是将食品储藏于密闭容器里，防止其受到污染。

（5）避免生食、熟食接触。应注意生食和熟食用不同的容器分开储存，也不要把新鲜食物与剩余食物混在一起。经过安全加工的熟食品一旦接触生食品就可能被污染。生食品用具与熟食品用具分开使用。

（6）时刻保持厨房卫生。厨房应当有相应的通风、冷藏、洗涤、消毒、污水排放等设施，且布局合理，防止加工过程交叉污染。厨房应当保持清洁，用来制备食品的所有用具的表面都必须保持干净。

（7）养成良好卫生习惯。制作食品时应当讲究个人卫生，在加工和进食时要注意反复和经常洗手。例如，当开始食品加工前和每次间歇之后，必须把手洗净，尤其是去厕所后。当收拾生鱼、生肉、生禽之后，必须再次洗手，然后方能开始处理其他食品。假如手受伤感染了，最好不要直接接触食品和备制食品，如必须亲自备制食品则必须包扎伤口或戴上手套。

（8）增强自我防范意识。树立正确的食品卫生安全意识，养成良好的饮食卫生习惯，增强防病能力。在日常饮食中，应做到不暴饮暴食，不吃不洁、腐败、变质食物，醉虾、腌蟹等最好不吃。禁止食用毒蕈、河豚等有毒动植物。不买街头无照（证）商贩出售的盒饭及食品，不食用来历不明的可疑食物及自行采摘的蘑菇，以防病从口入。

4

突发伤病的急救护理

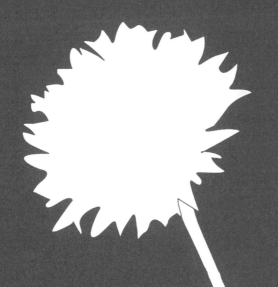

4.1 "掉下巴"

4.1.1 何谓"掉下巴"

颞下颌（俗称下巴）关节脱位常好发于中老年人。由于组织退化、松弛，中老年人在大笑、哈欠、打喷嚏时，下颌关节的关节头向前移动幅度大，超过关节结节，导致脱位。可出现突然闭不上嘴，上下牙合不上，而且还流口水，说起话来也支支吾吾地听不清楚，下巴向下垂，脸明显地长了，还可能出现局部疼痛、牙痛、表情僵硬等症状。这就是人们通常所说的"掉下巴"。

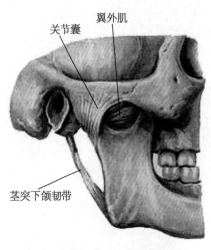

关节囊　翼外肌

茎突下颌韧带

颞下颌关节（外侧面观）

4.1.2 发生"掉下巴"应如何急救

（1）发生下巴脱位后，复位人可将家庭中常用的方凳放倒，请患者靠墙而坐，头贴着墙，这样下巴就能低于复位人的肘关节，复位时好用力。

（2）复位人的双手拇指裹上手帕类布艺，伸进患者的口腔里，放在两边后牙的咬合面上，其余的4个手指放在嘴外边的下颌骨的下缘。

（3）复位之前，先转移患者的注意力，然后用力压下颌向下，同时将颏部向上端，这样使下颌骨的髁状突呈弧状转动到结节的下面，只要再轻轻向后推动一下，就能使髁状突滑到原来的关节腔里面。这时，复位人的双手拇指迅速滑到后牙的外边，避免咬伤。

（4）复位后，最好使用绷带将下巴托住，几天内不要张大嘴，防止形成习惯性脱位。

（5）若上述方法不能复位时，赶快送医院。

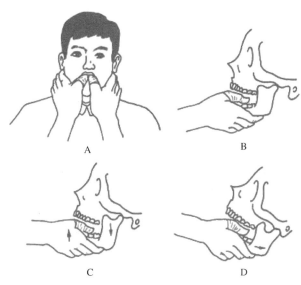

颞下颌关节前脱位口内法复位术

A. 两拇指伸入口内，置两侧下颌磨牙颌面上；B. 两拇指向下压下颌；C. 其余手指将颏部缓慢上推；D. 当髁状突移到关节结节水平以下时，将下颌后推

4.2 鱼刺鲠喉

老年人有可能因仓促进食而发生鱼刺鲠喉，此时大多有刺痛，吞咽时加重，影响进食。咽部被鲠处多位于扁桃体上、舌根、会厌等处。老年人常见的鱼刺鲠喉的原因有吞咽功能下降、进食速度过快、进食注意力分散等。当较大的异物鲠喉时，可引起呼吸困难及窒息，应积极进行处理。

（1）让老年人用力连续咳嗽2~3次，试图把鱼刺咳出来。

（2）令老年人张口，用筷子或汤勺轻轻压住舌头，露出舌根，打着手电筒看能否看到鱼刺等异物。如发现鱼刺可用镊子将其夹出。

（3）若上述方法不能排除鱼刺时，应禁食，赶快到医院处理。

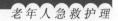

（4）当老年人鱼刺卡喉时，不宜喝醋，醋不仅不能排除鱼刺，还会引起黏膜损伤、气管水肿等。至于民间有些人习惯用大口吞咽饭团或菜团的方法，企图把鱼刺压到胃内。这样做虽然可能侥幸使细软的鱼刺被推入胃内，但大而坚硬的鱼刺骨就非常危险。鱼刺极有可能被推向深部，轻则加重局部组织损伤，重者可造成老人食管穿孔，甚至伤及大血管引起大出血，造成严重后果。

4.3 噎食

4.3.1 老年人为什么容易发生噎食

老年人在进食的过程中，由于食物团块完全堵塞声门或气管时引起的窒息俗称"噎食"。阻塞气管的常见食物有肉类、芋艿、地瓜、汤圆、包子、豆子、花生、瓜子等。

哪些因素会引起老年人发生噎食呢？

（1）老年人随着年龄的增长口腔黏膜萎缩变薄，神经末梢感受器的反射功能渐趋迟钝，肌肉变性，咽及食管的蠕动能力减弱，这些衰老性、退行性变化容易导致老年人的吞咽功能发生障碍，咀嚼功能不良，大块食物，尤其是肉类，不容易被嚼碎。

（2）老年人患食管病者较多，加上进餐时情绪激动，容易引起食管痉挛。

（3）老年人的脑部疾病发病率高，如颅内肿瘤、颅脑外伤、脑血管病变、脑干受损、颅内压升高、帕金森综合征、癫痫等，均可引起咽反射迟钝，容易造成吞咽动作不协调而噎食。

（4）老年人的神经肌肉易发生病变，如急性感染性神经炎、喉神经受损、多发性肌炎、多发性皮肌炎、重症肌无力等。

（5）老年人咽喉及其邻近部位易发生病损，如声带麻痹、喉外伤、咽喉及头颈部手术、环咽肌失弛缓症、咽食管憩室、颈椎骨性赘生物等。

（6）老年人呼吸功能不全，如慢性阻塞性肺疾病、支气管哮喘等。

（7）老年人进食过程过快、过急、过多，进食讲话等都可增加噎食的机会。

4.3.2 老年人突发噎食时应如何急救

有80%的人在家中发生噎食，病情急重。抢救噎食能否成功，关键在于是否分秒必争地进行就地抢救。如抢救得当，可使50%的患者脱离危险。

（1）若是老年人意识清醒，可让老年人自己压住舌头，连续咳嗽2~3次。

（2）将老年人上半身前倾，救护者从身后用两手合拢围起，把前胸向上提起并嘱老年人咳嗽，以刺激异物的排除。如果噎食发生时周围无人，老年人要保持镇定，不要力图呼救或奔向室外，可用自己的手、椅背、桌边顶在上腹部，快速而猛烈挤压，进行自救。这种挤压刺激可引起膈肌猛烈收缩，产生一股强大的气流，从肺向气管冲出，可冲除阻塞气道的异物。

（3）对于长期卧床的老年人，应将其侧卧，陪护者尝试用手指钩其咽喉部，有时也能钩出异物。

（4）若采取上述方法还是除不掉异物时，赶快将老人送往医院。

4.3.3 老年人应如何防范噎食

（1）对于疾病引起的咽反射迟钝，造成吞咽动作不协调的老年人，应对其家属及陪护者进行相关知识教育，积极治疗原发病。

（2）早期进行吞咽、咀嚼功能锻炼：对于衰老性、退行性变化导致吞咽功能障碍、咀嚼功能不良的老年人，应尽早进行咽下训练，防止咽下肌群发生废用性萎缩，加强舌和咀嚼肌的按摩和运动，如伸舌、吹气等。

（3）选择进食体位：意识清楚的老年人进食时，应保持体位舒适，尽量取坐位或半卧位，颈部轻度屈曲，进食后，不要立即躺下，保持此种姿势半小时左右。意识障碍者，取侧卧位，保持气道通畅或头偏向一侧，以免误吸。嗜睡的老年人，宜在餐中和餐后保持坐位。

（4）选择进食方式：健康老年人进食提倡细嚼慢咽，进食不宜过多，进食时不要讲话，保持情绪稳定、愉快等，这些都能减少噎食的发生。

对吞咽功能不全的老年人在喂食时需注意速度。在喂下一口时，确保上一口食物已经吞咽入胃，并避免进食汤类流质（包括水）及干硬食物，应将食物做成糊状。

4.4 失明

4.4.1 老年人突然失明的原因有哪些

老年人在日常生活和工作中精神过度紧张，遭受精神创伤时，眼前突然一片漆黑，什么也看不见，这叫做一过性失明。短者持续几十秒钟、几分钟，长者达十几分钟又恢复原来视力，这种症状是视网膜中央动脉闭塞前常有的危险信号。本病常在有高血压、动脉硬化、肾炎、动脉内膜炎的老人中发生，绝大部分会使视力严重下降，严重者可在发病后30分钟内使视网膜坏死而丧失视觉功能，引起失明。所以，有上述病症的患者，应随身携带急救盒，以防万一。

4.4.2　万一出现失明症状应如何自救

（1）老年人出现这种症状时千万不要随意走动，应坐在原地不动，寻求周围人的帮助，及时就医。

（2）有高血压、动脉硬化、肾炎、动脉内膜炎的老年人在发生先兆症状时，如缓解好转很慢，应立即从常备急救盒中取出亚硝酸异戊酯雾化吸入。发作时先从急救盒内取出亚硝酸异戊酯药片，放在手掌中捻碎放出气体往鼻连续吸入，直至气味消失为止；再取出硝酸甘油片（0.6毫克）含在舌下；口服亚硝酸钠片0.2克。另外用手指肚隔眼皮按摩眼球。可很快使症状消失。然后再去医院进行急诊治疗，可保住一定的视力。

（3）出现过先兆症状的老年人必须在医生的指导下开始服用预防药物，以防再发而后悔不及。

4.5　异物入眼

俗话说"眼睛容不得半点沙子"。老年人在出行或家中发生异物进入眼表面时，常常表现出疼痛、异物感，也可出现畏光、眼红、出血，眼及眼睑水肿，视力模糊等症状。老年人最常见的

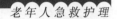

异物入眼引起的外伤为巩膜、角膜和结膜的损伤。虽然大多数异物伤较轻，但部分病例伤情严重，如角膜划伤合并感染。常见的会引起眼球表面损伤的异物有玻璃碎屑、风沙、树枝、碎石等。如果盐酸、硝酸、硫酸、氢氧化钠、氢氧化钾、氨水、石灰水等酸性和碱性化合物溅入眼内可引起眼灼伤。轻者自觉疼痛、畏光、流泪、不能睁眼、视力减退。重者眼睑糜烂肿胀、结膜苍白，甚至坏死，角膜呈灰白色混浊，瞳孔缩小。当发生上述异物不慎入眼后，必须立即就地处理。

（1）洗净双手，翻开老年人上下眼睑检查。寻找异物，让老年人慢慢转动眼睛以便能找到异物。注意不要用手揉搓眼睛。要促使其流泪，如果发现异物，应轻轻地向下拉上眼睑以盖住下眼睑。这样会使眼睛流泪，并可能将异物冲洗出来。如果异物不能被泪水冲出，可用眼药水或流动水冲洗，冲洗时让患者不断地眨眼。找到异物时，用水浸湿棉签，蘸取异物。经上述方法仍无法除去异物，并感到疼痛或感觉眼睛有什么东西刺激时，要立即到医院处理。

（2）化学物质进入眼睛，若治疗不及时可因此而失明。一旦发生化学性灼伤，应立即冲洗眼睛，最好将头浸入水中，睁眼，摇头，充分冲洗。以自来水为宜，只要水质清、水量足，任何清水都可用，冲洗愈早愈彻底愈好，一般需冲洗5分钟。有很多化学性物质损伤的眼睛，就是由于得到及时冲洗而得救，经过冲洗后要立刻送医院。

4.6 突发牙痛

俗话说："牙痛不是病，痛起来真要命。"其实牙痛是多种牙病引起的一种共有症状。诱发牙痛的因素有机械因素（如吃硬食物）、化学因素（如吃甜食）和温度（如吃冷、热食物）。中老年人因牙龈萎缩和牙根暴露，遇甜、酸、冷、热时，疼痛加剧。引起老年人牙痛的牙齿疾病有龋齿、急性牙髓炎、急性牙周炎；非牙齿疾病有上颌窦炎、三叉神经痛等。针对病因治疗是牙痛时的治本之策，但止痛则是当务之急。牙痛的止痛方法如下。

（1）取大蒜捣烂，温热后敷在痛点上可以治疗牙髓炎、牙周炎和牙痛等症状。

（2）把味精按1∶50的浓度用温开水化开后，口含味精溶液一会儿后吐掉。这样连续几次，牙痛就会好转。

（3）牙痛的时候可以切一小片生姜咬在痛处，必要的时候可以重复使用，睡觉的时候含在口里也无妨。这是很安全、可靠的一个验方。

（4）取普通白酒100克放入茶缸里，加上食盐10克进行搅拌，等盐溶化之后放在炉子上烧开。含上一口在疼痛的地方，注意不要咽下去，牙痛就立刻止住了。

（5）漱口：含一口水（温度接近体温）用力漱口。

（6）按摩手：这方法可缓解50%的疼痛。取一块冰按摩合谷穴（即拇指与食指骨头相连的"V"字形地带），轻轻地将冰块压在此部位5~7分钟。一位加拿大研究人员发现，60%~90%的人使用这个方法后，牙痛因此而减轻。他的研究显示，这种摩擦法能干扰牙痛神经冲动的传导。

（7）取花椒1粒，捣碎，塞痛处。牙膏少许，涂患处。

（8）药物止痛：取六神丸1~2粒，碾碎置于患齿牙龈上5~10分钟，每天1次，一般不超过3次。用小棉球蘸丁香油、驱风油、清凉油、樟脑酚等，松松地放置于牙齿咬合面内。口服止痛片（如

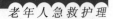

泰诺林、散利痛等）。

4.7 鼻出血

4.7.1 何谓鼻出血

鼻出血又称鼻衄，通常是指鼻腔、鼻窦或鼻咽部的血管破裂而致的鼻流血，是日常常见症状之一，多因鼻腔病变引起，也可由全身疾病所引起，偶有因鼻腔邻近病变出血，经鼻腔流出者。鼻出血多为单侧，亦可为双侧，可间歇反复出血，亦可持续出血，出血量多少不一，轻者仅鼻涕中带血，重者可引起失血性休克，反复出血则可导致贫血，多数出血可自止。

4.7.2 引起鼻出血的原因有哪些

（1）鼻腔异物：环境中的可吸入尘埃较多，或鼻腔异物长期存留于鼻腔内时，可致鼻腔黏膜糜烂、出血。

（2）鼻腔过于干燥：天气干燥，人体缺乏水分，就很可能导致鼻腔黏膜干燥，里面的毛细血管就会破裂，导致流血。对这类患者不需要太过紧张，只要学会及时止血即可。

（3）外界损伤造成的鼻出血：如在高空飞行、潜水过程中由于气压的变化而造成的损伤；还有车祸、跌伤、拳击伤及挖鼻等都会使鼻腔鼻窦内黏膜血管扩张破裂出血；另外，一些鼻部手术也可造成鼻部损伤。

（4）肿瘤性鼻出血：一种是血管瘤出血，这种出血有时血量较多，危害也较大，甚至引起失血性休克；第二种少量鼻出血或涕中带血是恶性肿瘤的早期主要症状之一，如鼻咽癌。

（5）局部因素：鼻部炎症，如常见的鼻窦炎、干燥性鼻炎、萎缩性鼻炎都会引起鼻出血。

（6）全身因素：全身性疾病是导致鼻出血的常见原因之一，如心血管系统疾病。许多老年人由于血压高，血管弹性差，更容易鼻出血，反复、大量的鼻出血会使患者出现高度紧张、恐惧、焦虑，因其导致血压升高更容易使患者再出血。出血性疾病及血液病、急性发热性传染病，以及女性的妊娠、绝经前期、绝经期都是引起鼻出血不可忽视的原因。

4.7.3　鼻出血时应该怎么紧急处理

（1）首先要安慰出血者，保持安静，解除恐惧心理。因为鼻出血的患者往往由于恐惧出血过多，出现精神紧张，而精神紧张是激发鼻出血并使出血持续不止的重要因素。许多患者诉说鼻子出血有时间"规律"，每天一到这个钟点就出血，就是这个原因。

（2）鼻出血后，患者应采用坐位或半卧位，勿平躺，因为平躺后会使头部血压升高，更容易再出血。流到咽部的血尽量别咽下，以免刺激胃部引起恶心、呕吐。

（3）指压法：让患者仰头坐在椅子上，并用拇指和食指捏紧鼻翼双侧，压迫鼻中间软骨前部，同时让患者张口呼吸，一般按压10~15分钟即可达到止血效果。

（4）冷敷法：也可用浸有冷水或冰水的毛巾敷在前额、鼻背等部位，每2~3分钟换1次冷毛巾，冷刺激可使鼻内小血管收缩而止血。

（5）堵塞法：即用纱布卷、脱脂棉或吸水好的纸卷，先用冷水或麻黄碱滴鼻药水浸湿，轻轻塞进鼻出血的鼻孔，可以有效地起到止血作用。

（6）如果鼻出血量很大，患者不要平躺，应该采用侧卧或俯卧姿势，让鼻、口的分泌物尽量排出，避免分泌物流入气管，导致呼吸梗阻。也不要将分泌物吞咽下去，引起胃肠刺激而导致呕吐。不要紧张，可以同时采用堵塞法和冷敷法进行止血，并尽快到医院治疗。

（7）如果鼻子变形或鼻梁不直或眼睛周围有肿胀、疼痛、瘀血的话，那么可能有骨折。应坐下，用凉的布塞住鼻腔，并去医院就诊。

（8）如是老年人高血压引起的鼻出血，可危及生命，须慎重处理。先让患者侧卧把头垫高，捏着鼻子用嘴呼吸，同时在鼻根部冷敷。止不住血时，可用棉花或纱布塞鼻，同时在鼻外加压（双指捏鼻颊两侧），就会止住。然后迅速通知急救中心或去医院。

4.7.4　鼻出血的预防

（1）最重要的是保持鼻内的清洁。在每天早晨洗脸的时候，用小拇指沾点清水清洗一下鼻孔，把鼻孔里的脏东西弄出来。但应注意的是，小拇指的指甲要常剪，防止划破鼻孔。

（2）保持鼻孔的湿度。如果感到鼻腔干燥，也可以用些油类的制剂点到鼻腔里头，起到润滑的作用，如临床上最常用的药物滴鼻剂，包括一些石蜡油、薄荷油都可以。如果没有时间去医院，最简单的办法是可以用家中的色拉油，往鼻腔里点也可以。一般来说早晨、晚上各点1次，一个鼻腔点3~4滴就可以。

（3）冬天家里暖气很热时，为避免鼻子因干燥而流鼻血，平时应多饮水，也应在暖气旁边放一杯或一盆清水，晚上睡前往地面洒点水或用加湿器提高室内空气湿度。

（4）避免冬季鼻子干燥还有一个非常简单的方法，就是倒一杯热开水，然后对着杯口用力的吸气，让水蒸气好好地熏一熏鼻腔，每次做5分钟左右，早晚各1次，对预防鼻子出血也有很好的作用。

（5）老年人在注意饮食和室内湿度的同时，应多吃水果、多喝水，保持体内水分，还要注意保持排便通畅。初春季节锻炼时有时也会出现鼻子流血的情况，在锻炼中要加以预防，风沙大的天气不要到户外锻炼。

5

意外伤害的急救护理

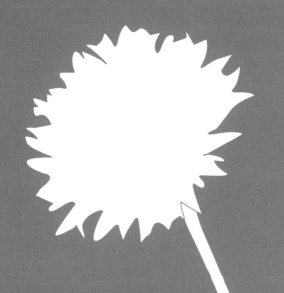

5.1 中暑

5.1.1 老年人为什么容易中暑

中暑是指由于高温或引起高热的疾病使人体体温调节功能紊乱而发生的综合征。酷暑盛夏，气温升高，由于老年人的体温调节功能低下，皮肤温度受环境气温影响大，再加上皮肤排汗的能力不强，大量的体热得不到外泄，因此，容易发生中暑。特别是体弱多病的老人更是如此，如心血管系统疾病的患者，炎热会使人交感神经兴奋，加重心血管系统的负荷，尤其是心脏功能不全的患者，体内的热量不能及时地转移到皮肤消散，在体内积蓄而发生中暑。糖尿病患者的机体对内、外环境温度变化反应迟钝，虽然热量已经积蓄在体内，但患者的自觉症状却出现得较晚，容易中暑。

5.1.2 如何判断中暑

老年人在高温天气中，开始感到全身疲乏、四肢无力、胸闷、心悸、头昏、注意力不集中、口渴、大汗、体温可正常或略有升高。此种情况可判断为"先兆中暑"。此时，如果能到通风、凉爽的地方休息，在短时间内即可恢复正常。若症状继续发展，会出现颜面潮红、胸闷加重、皮肤灼热，并且大量出汗、恶心呕吐、血压下降、脉搏加快等。此时可判断为"轻症中暑"。但经过休息后，在4小时内，仍可恢复正常，如果除上述症状外，还伴有昏厥、昏迷或高热者，叫做"重症中暑"。此时，若不及时处理，可危及生命。

5.1.3 出现中暑时应如何紧急救治

一般老年人对中暑症状反应较慢，出现明显症状时都已处于中度中暑状态。因此，当老年人出现食欲减退、软弱无力、心悸胸闷、精神迟钝等"先兆中暑"症状时，就必须采取急救措施。

（1）在发现有中暑老人的时候，应该立刻把中暑者移到通风、阴凉、干燥的地方，如通风的房间、走廊或者树阴下面。

（2）尽量让患者采取仰卧的姿势，立刻解开衣扣，脱去或者松开衣服。衣服潮湿的话，换上干净的衣服，同时还可以打开电扇和空调来帮助散热。

（3）应该让患者尽快冷却身体的体温，降到38℃以下。具体的做法是用温水擦拭患者的全身，也可以用温水洗澡15~30分钟。还可盆浴，将患者躯体以浸没乳头为度，老年体弱者和心血管病患者，水温不能过低。

（4）用毛巾擦浸在水中的患者身体四周，把皮肤擦红，一般擦15~30分钟，即可把体温降至37~38℃，大脑未受严重损害者多能迅速清醒。

（5）如果患者意识清醒或者已经降温变得清醒可以饮服绿豆汤或者淡盐水来帮助解暑。

（6）对于重症的中暑患者，就要立刻拨打"120"，到医院实施救援。

5.1.4 老年人高温天气如何预防中暑

（1）盛夏天热出汗多，老年人喝水大有讲究。由于出汗导致体内水分和盐分丢失较多，老年人应多补充水分，不要等到渴的时候再去喝水，口渴说明体内水和盐已经失衡。老年人体内代谢较慢，不宜喝冰水或饮料，以免刺激血管收缩，导致中暑或感冒。应多食瓜果、蔬菜及解暑汤。家庭常见的绿豆汤、雪梨汤、西瓜皮汤等都可起到降温解暑的功效。此外，多饮金银花、野菊花之类的花茶有祛湿防病之效。

（2）夏季老年人的饮食要以清淡为主，多吃番茄、青菜、莴苣等富含维生素的蔬菜类食物，少吃油腻、烧烤、辛辣刺激性食物。高温环境下，老年人体内蛋白分解加快，需多吃富含优质蛋白质的鱼、虾、瘦肉和豆制品，以此调节身体的营养平衡。

（3）高温天气，老年人居住的场所要严格控制好室内温度。开空调时，温度一般保持在25~28℃。开空调的房间不能长期关闭，应定时开窗通风换气。老年人不宜频繁出入冷热环境，在冷环境下毛孔收缩，进入热环境时人体热量不能及时散发，极容易发生中暑。患有冠心病、高血压、动脉硬化等慢性疾病的老年人，不可长期待在冷气环境里，应当适量活动四肢和躯体，加速血液循环。遇高温天气，尤其是每天中午11点至下午2点，尽量减少外出。

（4）老年人夏日要养成良好的午睡习惯，午睡能让大脑和身体器官得到放松，消耗的体力得到恢复，新陈代谢得到良性运转。老年人每天中午宜休息1~2小时，休息室最好保持自然室温，避免躺在空调的出风口或电风扇前，以免感冒。

（5）老年人夏季外出时一定要带上防暑工具，如遮阳伞、太阳镜等，不要长时间在太阳下曝晒，注意到阴凉下休息，年老体弱者外出一定要有家人陪同。患有高血压、心脏病的老人，高温季节要尽可能地减少外出活动，防止烈日曝晒。高温天气外出，应注意穿轻薄、宽松、透气性好的白色或浅色衣服，戴宽边草帽或遮阳伞，谨防中暑。

（6）老年人夏天要养成良好的卫生习惯，每天洗澡、擦身。进行户外运动应选择早晨和傍晚气温相对较低的时机，可以做一些快走、体操之类的有氧运动，运动强度不宜过大。"要想健，经常练"，老年人的锻炼贵在经常，要通过长期、适量的运动，保持愉快舒缓的健康心态。

5.2 火灾

5.2.1 火灾时如何自救

一般来说，居民家庭发生火灾时，开始都不会很大，只要沉着机智，老年人是能够扑灭明火的。可往往由于老年人从未碰到过这种事，火灾突如其来，感到惊恐万分、手足无措，失去了灭火的机会，小火就酿成大祸了。这里介绍家庭灭火应急的一些方法。

（1）发生火灾时，报警和救火要同时进行。打报警电话要迅速、准确，以便能将火灾扑灭在初起阶段，减少损失。家里起火时应一边报警一边向左邻右舍求助呼救。

（2）发现火苗要就地取材扑打。水是最方便的灭火剂，但汽油、煤油、橡胶水等比重比水小、又不溶于水的液体引发的火灾，以及电器火灾等不能用水扑救。可用干粉、黄沙、毛毯、棉被等覆盖火焰。个别物品着火，可将着火物移至室外进行灭火；无法搬动的，可先隔离可燃物，然后灭火。

（3）油锅起火时，可直接把锅盖迅速盖上，隔离空气灭火，或用浸湿的毛巾覆盖；同时将油锅平稳地端离炉火，待其冷却后再打开锅盖等覆盖物。油锅起火切忌用水浇，以免助长火苗蹿出，引起火灾。

（4）煤气、液化气管路着火时，要先关闭阀门，用围裙、衣物、被褥等浸水后捂盖，往上浇水灭火。如果煤气、液化气泄漏引发火灾，应一边扑救，一边找安全的地方向消防部门和燃气抢修部门报警，并将燃烧点附近的可燃物或液化气罐及时疏散到安全的地方。

（5）家用电器着火时，要先断电源，然后用湿毛毯、棉被覆盖灭火。如仍未熄火，再用水浇。电视机着火用毛毯、棉被覆盖灭火时，人要站在电视机后侧，以防显像管爆裂伤人。另外救火时门窗不宜猛地大开，以免空气对流加速，火势蔓延加快和火苗突然蹿出伤人。

5.2.2　发生火灾时如何逃生

（1）走安全出口，千万不要乘坐电梯。居住较高楼层时，不能盲目地去跳楼。要事先了解和熟悉住宅的疏散通道和安全出口情况，做到心中有数，以防万一。千万不要乘坐电梯，因为火灾发生以后，电梯可能停电或者失控，而且容易产生烟囱的效果，人们可以寻着指示灯或者指示标志逃生。

（2）房间内发生火灾，体力允许的老年人可用灭火器或者消防栓第一时间扑灭。此时，若火势较小，老年人还应求助周围的人一起参与灭火和报警。如果火势无法控制，自己应该立即疏散，并且走时要把房门关上，防止烟气进入走道。逃出火场后，不要顾忌遗留在室内的物品，再返回去拿。

（3）其他房间或者楼层起火，开门逃生前应触摸一下门的把手。如果门锁的温度已经很高，或者烟雾从门缝中往里钻，则说明外面的火已经很大，千万不要贸然地打开房门。如果门锁温度正常，或者门缝没有烟雾钻进来，说明火离自己还有一段距离，这时候可以打开一道门缝，观察一下外面的情况。开门时应该用一只脚抵住门的下框，防止外面的热浪将门冲开，使火势蔓延。在确信大火并没有对自己构成威胁的情况下，尽快地逃离火场。

（4）当大火和浓烟已经封闭通道，应关闭房门内所有门窗，防止空气对流，延迟火焰蔓延的速度，并且用一些布条堵住门窗的缝隙，有条件的情况下，可以用水浇在门窗上降低它的温度，等待救援。如果深居楼层较高的情况下，要向外发出呼救的信号，可以抛一些沙发垫、枕头这些软的物体，夜间可以打开手电，使下面的人能够知道这里有人，以便能够得到救助。

（5）紧急逃生时，若遇烟气，可用湿毛巾或者衣物沾湿堵住口、鼻。当离开房间发现起火部位就在本楼层时，应尽快就近跑向已知的紧急疏散出口，遇有防火门应该及时关上，如果楼道被烟气封锁或者包围的时候，应该尽量压低身体，尤其是头部的高度，用湿毛巾或者湿衣物堵住口、鼻。

5.3 居家烧、烫伤

在日常生活中，居家老年人常见的烫伤是以火焰烧伤和热水、不当使用热水袋、热油等热液烫伤最为多见。许多人在受伤之后直接在创面上涂抹香油、酱油、黄酱、牙膏后便急急忙忙到医院就医，但这些日用品并无任何治疗烧、烫伤的作用，只能增加医生治疗的困难。若涂抹紫药水，因其着色重、不易洗净还会影响医生判断伤情。

发生烧、烫伤后的最佳处理方法是局部降温，以减少热力继

续留在皮肤上起作用。冷水冲洗是最切实、可行的方法。冲洗的时间越早越好，但如果烫伤处的皮肤已破，则禁止用冷水冲洗，以防感染。冷水冲洗的目的是止痛、减少渗出和肿胀，以避免或减少水疱形成。冲洗时间应在半小时以上，以停止冲洗时不感到疼痛为准。也可以用冰块、冰棍儿，甚至冰箱里保存的冻猪肉等冷冻食品，外包布或毛巾冷敷在烫伤处。如采取的冷疗措施得当，可显著减轻局部渗出，挽救未完全毁损的组织细胞。若在到达医院之后再采取这一措施，多数情况下已丧失了冷疗的最佳时机。

5.4　触电

5.4.1　何谓触电

触电又称电击伤，是电流通过人体而引起的损伤。老年人在居家生活中，如果家用电器发生故障，不符合绝缘要求就易发生触电。一些老年痴呆症早期患者由于未及时发现或不当使用电器也会发生触电。

5.4.2　触电的症状

（1）即时表现：主要表现为电流的刺激。轻度触电表现为短暂的脸色苍白、呆滞、对周围失去反应，可有头晕、心悸、四肢乏力等症状；严重的触电可能出现立即昏迷、抽搐、心跳停止、呼吸停止等症状。

（2）电烧伤时皮肤接触电源和电流出口部位，还可能发生严重的灼伤。轻者可能有0.5~2厘米半圆形黄色或褐色的干燥灼伤，偶尔有水疱、肿胀；严重的创面大而且深达肌肉与骨骼，引起坏死、炭化及出血。

（3）其他损伤：触电时强烈痉挛而身体弹跳，可能造成摔伤、骨折、脱臼等。

5.4.3 触电的急救护理

（1）人们遇到的电击多数是220伏的民用电或380伏的工业用电，而不是高压电。如果是自己触电，附近又无人救援，此时需要触电者镇定地进行自救。因为在触电后的最初几秒钟内，人处于轻度触电状态，意识并未丧失，理智有序地判断处置是成功解脱的关键。触电后人并不像通常想象的那样会被吸住，只是因为交流电可引起肌肉持续的痉挛收缩，所以手部触电后就会出现一把抓住电源，而且越抓越紧的现象。此时，触电者可用另一只空出的手迅速抓住电线的绝缘处，将电线从手中拉出解脱触电状态。如果触电时电器是固定在墙上的，则可用脚猛力蹬墙。同时身体向后倒，借助身体的重量和外力摆脱电源。

（2）如果发现有人触电，作为救助者必须争分夺秒，充分利用当时、当地的条件，使触电者迅速脱离电源。人也是导电体，绝不可直接用手去拉触电者，这样不仅使触电者再次充当导体增加了电流的损伤，而且还会使救助者自身的生命安全受到电击的威胁。正确的救护方法是使触电者脱离电源：①关闭电源：如触电发生在家中，可迅速采取拔去电源插座、关闭电源开关、拉开电源总闸刀的办法切断电流。②挑开电线：如果人的躯体因触及下垂的电线被击倒，电线与躯体连接很紧密，附近又无法找到电源开关，救助者可站在干燥的木板或塑料等绝缘物上，用干燥的木棒、扁担、竹竿、手杖等绝缘物将接触人身体的电线挑开。

③拉开触电者：触电者的手部如果与电线连接紧密，无法挑开，可用大的干燥木棒将触电者剥离触电处。水也是导电体，若绝缘体遇到水，也会导电，因此，必须使用干燥的绝缘体。

（3）当伤员脱离电源后，应立即检查伤员的全身情况，解开妨碍触电者呼吸的紧身衣服。检查触电者的口腔，清理口腔的粘液，如有义齿，则取下。对于轻症伤者即神志清醒，呼吸、心跳均自主者，可以就地平卧，严密观察，暂时不要站立或走动，防止继发休克或心力衰竭。救护者在这时可安抚伤者受惊的情绪。对于呼吸停止、心搏存在者，就地平卧、解松衣扣，通畅气道，立即进行口对口人工呼吸。对于心搏停止、呼吸存在者，应立即做胸外心脏按压。呼吸、心跳均停止者，则应在人工呼吸的同时施行胸外心脏按压，以建立呼吸和循环，恢复全身器官的氧供应。与此同时，拨打"120"急救电话，寻求帮助。

（4）检查伤者有无灼伤。对电灼伤的伤口或创面不要用油膏或不干净的敷料包敷，应用干净的敷料包扎或送医院后待医生处理。

5.4.4 预防触电的方法

为了预防触电，应做到以下几点。

（1）家用电器应接有地线；掌握家电知识，自己不拆卸、安装电器；发现电线、开关等有断裂故障时，请专业人员修理；别在已破电线上搭晒衣物；离大风刮断的高压线至少10米远；禁止在潮湿的地板上修电器。发现有"霹雳"的火花声时，立即关闭电源。

（2）安装漏电保护器：当电器设备因潮湿、损伤、电线老化等造成漏电时，漏电保护器自动切断电源，确保人身安全。

（3）安装插孔保护门：带电插孔安装插孔保护门，防止使用不慎造成触电，尤其是老人。

（4）双断开关：防止前端零、火倒置引发的危险，同时切断零、火双线，确保无电流通过。

（5）禁忌用湿手操作电器开关。

5.5 骨折

5.5.1 老人跌倒后应如何判断是否发生骨折

受伤后如何判断是否骨折？这里大有学问。一般老年人出现以下情况就要考虑骨折的可能。

（1）外伤病史，多数有跌倒后臀部、髋部、手腕部着地的病史。有时外伤非常轻微，但不可忽视。有的老年人稍微用力坐凳子就可导致髋部骨折；有的老年人在楼梯上滑倒，臀部着地可能并发腰椎骨折；甚至有的老年人一声剧烈的咳嗽就引起肋骨骨折。

（2）局部的疼痛、肿胀，活动受限是最常见的表现。受伤当时可能疼痛、肿胀较轻，甚至在忍痛的情况下，可以进行日常的活动，很容易被家属和医生认为是筋伤，但一般2~3天后症状就明显了，局部皮肤青紫、不能活动。

（3）畸形。如果发现畸形，一般可以直接肯定有骨折的发生，但对于老年人，受伤的外力相对轻微，有时畸形不明显，可能导致漏诊。如常见的髋部骨折可以出现下肢足部外翻，前臂骨折表现为腕部侧面观呈餐桌上的"餐叉样"的畸形。

应注意的是，老年人因骨质疏松，有时在外力作用很小的情

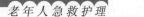

况下也容易骨折，加之老年人痛觉神经不太敏感，这就使得老人骨折后疼痛不会太明显或症状会明显滞后。所以，老年人一旦发生摔、跌伤或外物撞击，都应引起重视，必要时应及时到医院进行检查。

5.5.2 当老年人独自一人发生骨折意外时，应如何自我救助

老年人的亲人不在身边时，特别要注意安全，一旦发生跌倒等意外状况时，要采取正确的措施进行自我救助。跌倒发生骨折不要急于爬起来，在神志清楚后，慢慢地从远端到近端活动自己的关节，如果感觉不能伸展或屈曲，应呼救或拨打电话等待救助。在旁人抬送自己的时候要告知，跌倒的经过、哪个部位不能活动需特别注意。

5.5.3 老年人不慎跌倒或大腿根部受撞击，局部剧烈疼痛时应如何做紧急处理

在现场急救时，首先要考虑老年人是否发生股骨颈骨折。典型症状是伤后大腿根部疼痛，髋关节活动受限，多数老年人不能自行站立和行走。其次则是要固定患侧。固定目的不是为了复位，而是为减轻患者的疼痛，防止骨折尖端在搬运时移动，从而损伤周围正常组织。

5.5.4 骨折的症状有哪些，应如何正确急救

对于老年人骨折的现场急救，若处理不当，往往要延长住院时间或发生并发症，甚至造成伤肢残废。另外，老年人大多患有冠心病、高血压、糖尿病、慢性支气管炎等慢性疾病。一旦因骨

折而长期卧床，这些疾病可能复发或加重，结果是骨折与慢性病互为影响、恶性循环，因此对骨折的正确急救尤为关键。

（1）锁骨骨折症状：锁骨变形，有血肿，肩部活动时疼痛加重，患侧肩下垂。

处理：这时应尽量减少对骨折部位的刺激，以免损伤锁骨下血管，只用三角巾悬吊上肢即可。如无三角巾可用围巾代替。

（2）上臂骨折（肱骨干骨折）症状：患侧上臂肿胀、瘀血、疼痛，活动时出现畸形，上肢活动受限制。

处理：使用夹板时，先放后侧，再放前侧，最后放内、外侧夹板，然后用四条绷带或2~3条三角巾固定。由于桡神经紧贴肱骨干，固定时骨折部位要加厚垫保护以防止桡神经损伤（桡神经负责支配整个上肢的伸肌功能。桡神经一旦受损，便不能伸肘，不能抬腕和手指伸直有障碍）。同时肘部要弯曲，悬吊上肢。如果现场没有夹板等固定物，可用三角巾将上臂固定在身体上，方法是将三角巾叠成宽带后通过上臂骨折部位绕过胸前和胸后在对侧打结固定，同样上臂也要悬吊在胸前。

（3）前臂骨折症状：前臂骨折分桡骨骨折、尺骨骨折，或桡尺骨双骨折。活动时有非关节运动，显现畸形，局部压痛明显。

处理：前臂骨折对血管神经损伤机会不大。可用小夹板或用上下两块木板固定，肘部弯曲90°悬吊在胸前。也可用书本垫在前臂下方直接吊起前臂。

（4）股骨骨折（大腿骨骨折）症状：是发生于老年人的常见骨折，以女性多见。损伤大时出血多，易出现休克。骨折后髋部疼痛，移动患肢更明显，大腿肿胀、疼痛、变形或缩短。

处理：如果有条件，可用一块长夹板从伤侧腋窝下到脚后跟，一块短夹板从大腿根内侧到脚后跟，同时将另一条腿与伤肢并

81

拢，再用7条宽带固定，固定时在膝关节、踝关节骨突出部位放上棉垫保护，空隙的地方要用柔软物品填充。固定时先从骨折上下两端开始，然后固定膝、踝、腋下和腰部。足尖保持垂直位置固定。如果没有夹板也可用三角巾、腰带、布带等将双腿固定在一起，注意两膝、两踝及两腿间隙之间垫好衬垫。

（5）小腿骨折症状：局部疼痛、肿胀、功能障碍，患者缩短或畸形。

处理：小腿骨折固定时切忌固定过紧，同时在骨折部位要加厚垫保护。用夹板固定时，最好用5块夹板，如果只有2块木板则分别放在伤腿的内侧和外侧；如只有1块木板，就放在伤腿外侧或两腿之间，再用绷带或三角巾分别固定膝上部、膝下部、骨折上、骨折下及踝关节处。同样要保持足尖垂直，"8"字形固定；如果没有夹板，可将2条腿固定在一起。方法同股骨骨折固定。

（6）脊柱骨折发生在颈椎和胸腰椎。所以怀疑有骨折，尤其是脊柱骨折时，不能让受伤者试着行走，并且搬运脊柱骨折者一定要用木板床，防止脊髓损伤加重。否则一旦骨折块移位压迫脊髓、损伤马尾神经会导致瘫痪。

1）颈椎骨折：将围领套在脖子上，防止颈椎活动。然后再用报纸、毛巾、衣物等卷制成颈套，从颈后向前围在颈部。颈套粗细要能限制双侧下颌活动。

2）胸腰椎骨折：有条件时可用一长、宽与伤者身高、肩宽相仿的木板固定。固定时先将伤者侧卧，动作要轻柔，并自始至终保持伤者身体长轴一致。头颈部、足踝部及腰后空虚部位要垫实。另外，运往医院前要用宽带把伤者双肩、骨盆、双腿及双脚固定，以免颠簸、晃动。

5.5.5 如何搬运骨折后老年人

老年人骨折进行紧急处理后，转运医院是非常重要的环节，尤其关键的是进行正确搬运。

（1）一般来说，正确搬运患者的方法如下：无论骨折部位是否固定，都不能由一人背或抱，也不能由2人拉车式搬运，应该由3人组成，一人抬头颈部，一人抬腰部，另一人抬膝和小腿部。

（2）如脊柱损伤和骨盆骨折的患者，最好平卧于硬板上，不能用帆布等软担架搬运。

（3）一种简易有效的固定方法是让老年人平卧，在患者的伤侧大腿根部和腰部下面垫一块木板，没有木板的话用硬的、平的东西也可，再用几条绷带或布带分别绕腰部、受伤大腿根部和膝盖上部包扎，使木板不能移动。这样使髋关节得到固定而不会移位，又不影响膝关节和头、胸部的活动。

在条件允许的情况下，还是应等待医务人员前来进行急救。

5.6 扭伤

5.6.1 何谓扭伤？应如何紧急处理

当关节周围的韧带被拉伸得过于严重，超出了其所能承受的程度，就会发生扭伤，扭伤通常还伴随着出血与水肿。

急救办法：在扭伤发生的24小时之内，尽量做到每隔1小时用冰袋冷敷1次，每次半小时。将受伤处用弹性压缩绷带包好，并将受伤部位垫高。24小时之后，开始给患处换为热敷，促进受伤部位的血液流通。

禁止随意活动受伤的关节，否则容易造成韧带撕裂，恢复起来相对比较困难。如果经过几日的自我治疗和休息之后，患处仍疼痛且行动不便，那么有可能是骨折、肌肉拉伤或者韧带断裂，需要立即到医院就医。

5.6.2　老年人发生踝关节扭伤后应如何进行紧急处理

在生活中，老年人很容易发生踝关节扭伤。一旦发生足踝部损伤，该怎么办呢？

（1）立即停止行走、运动或劳动等活动，取坐位或卧位，同时，可把足部垫高以利静脉回流，从而减轻肿胀和疼痛。

（2）立即用冰袋或冷毛巾敷于受伤表面，使毛细血管收缩，以减少出血或渗出，从而减轻肿胀和疼痛。在没有冰块的情况下，可以买些冰棍、雪糕，砸碎后敷于伤处，是冰敷而不是热敷。

（3）冷敷的同时或冷敷后可用绷带、三角巾等布料加压包扎踝关节周围。亦可用数条宽胶布从足底向踝关节及足背部黏贴、固定踝关节，以减少活动度，减轻对受伤的副韧带或肌肉的牵拉，从而减轻或避免加重损伤。

（4）如已发生或怀疑发生骨折，应选用2块长约30厘米的木板或硬纸板分别放在受伤部位的内外两侧，并在受伤部位加放棉垫、毛巾等，然后再用绷带或三角巾等物把2块木板固定结扎，并去医院进一步诊断救治。

（5）受伤后切忌推拿、按摩受伤部位，切忌立即热敷，热敷需在受伤24小时后开始进行。

5.6.3　突发腰扭伤时应如何进行紧急处理

急性腰扭伤为一种常见病，多由姿势不正、用力过猛、超限活动及外力碰撞等造成软组织受损所致。伤后立即出现腰部疼痛，呈持续剧痛，次日可因局部出血、肿胀使腰部活动受限，不能挺直，俯、仰、扭转感困难，咳嗽、打喷嚏、大小便时可使疼痛加剧。

一旦发生以上情况，可酌情选用以下几种方法。

（1）按摩法：患者取俯卧姿势，家人用双手掌在脊柱两旁，从上往下边揉边压，至臀部向下按摩到大腿下面、小腿后面的肌群，按摩几次后，再在最痛的部位用大拇指按摩、推揉几次。

（2）背运法：让患者与家人背靠背站立，双方将肘弯曲相互套住，然后家人低头弯腰，把患者背起并轻轻左右摇晃，同时让患者双足向上踢，3~5分钟后放下，休息几分钟再做。一般背几次之后，腰痛会逐步好转，以后每天背几次，直至痊愈。

（3）热敷法：用炒热的盐或沙子包在布袋里，热敷扭伤处，每次半小时，早晚各1次，注意不要烫伤皮肤。

（4）尽量采取舒服体位，或侧卧或仰平卧屈曲，膝下垫上毛毯之类的物品，最好睡硬板床，扎宽腰带。如果处理不当，会反复发作，甚至可能发展成椎间盘脱出。因此，平时应注意锻炼腰肌。

5.7 被宠物猫、狗咬伤

随着人们生活水平的不断提高，饲养宠物的人日益增多，被宠物猫、狗咬伤的例子也越来越多。除了外伤对身体的损害外，狂犬病、破伤风等疾病对健康危害更大，所以在被猫、狗咬伤后，绝对不能掉以轻心。

一旦被猫、狗咬伤，不管是病猫、疯狗，还是正常的猫、

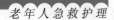

狗，都要接种狂犬病疫苗，还需要正确、迅速地处理伤口。首先，自己用力挤压伤口，尽量把污血全部挤出来，然后再用大量清水彻底冲洗伤口。冲洗伤口一是要快，以最快速度把可能沾染在伤口上的狂犬病毒冲洗掉。因为时间一长，病毒就会进入人体组织，沿着神经侵犯中枢神经，置人于死地。二是要彻底。由于猫、狗咬的伤口往往外口小，里面深，这就要求冲洗时，尽量把伤口扩大，让其充分暴露，并用力挤压伤口周围的软组织，而且冲洗的水量要大，水流要急。三是伤口不可包扎。除了个别伤口大，又伤及血管需要止血外，一般不上任何药物，也不要包扎，因为狂犬病病毒是厌氧的，在缺乏氧气的情况下，狂犬病病毒会大量生长。伤口反复冲洗后，要去医院进一步处理伤口。并且必须在24小时之内，到防疫站注射狂犬病疫苗和球蛋白。

图书在版编目(CIP)数据

老年人急救护理/程云主编. —上海:复旦大学出版社,2015.8(2020.1重印)
上海市老年教育普及教材
ISBN 978-7-309-11574-1

Ⅰ.老… Ⅱ.程… Ⅲ.老年人-急救-普及读物 Ⅳ.R459.7-49

中国版本图书馆 CIP 数据核字(2015)第 148666 号

老年人急救护理
程　云　主编
责任编辑/魏　岚　王　瀛

复旦大学出版社有限公司出版发行
上海市国权路 579 号　邮编:200433
网址:fupnet@ fudanpress.com　http://www.fudanpress.com
门市零售:86-21-65642857　团体订购:86-21-65118853
外埠邮购:86-21-65109143　出版部电话:86-21-65642845
常熟市华顺印刷有限公司

开本 787×1092　1/16　印张 6.25　字数 69 千
2020 年 1 月第 1 版第 3 次印刷
印数 4 201—5 300

ISBN 978-7-309-11574-1/R·1477
定价:26.00 元